减掉
内脏脂肪

杰 主编

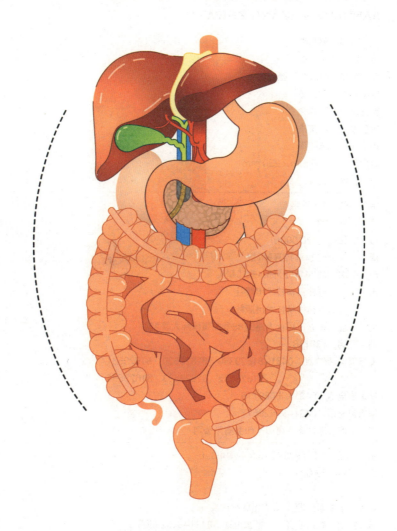

吉林科学技术出版社

图书在版编目（CIP）数据

减掉内脏脂肪 / 郭明杰主编. -- 长春：吉林科学
技术出版社，2024. 12. -- ISBN 978-7-5744-1893-6

Ⅰ. R161-49

中国国家版本馆CIP数据核字第2024EN5644号

减掉内脏脂肪

JIANDIAO NEIZANG ZHIFANG

主　　编	郭明杰
出 版 人	宛　霞
策划编辑	穆思蒙　张　超
全案策划	吕玉萍
责任编辑	王聪会
封面设计	李东杰
内文制作	朱　泽
幅面尺寸	160 mm×230 mm
开　　本	16

字　　数	250千字
印　　张	12
印　　数	1～20 000册
版　　次	2024年12月第1版
印　　次	2024年12月第1次印刷
出　　版	吉林科学技术出版社
发　　行	吉林科学技术出版社
地　　址	长春市福祉大路5788号龙腾国际大厦A座
邮　　编	130118
发行部电话/传真	0431-81629398　81629530　81629531
	81629532　81629533　81629534
储运部电话	0431-86059116
编辑部电话	0431-81629517
印　　刷	德富泰（唐山）印务有限公司

书　　号	ISBN 978-7-5744-1893-6
定　　价	59.00元

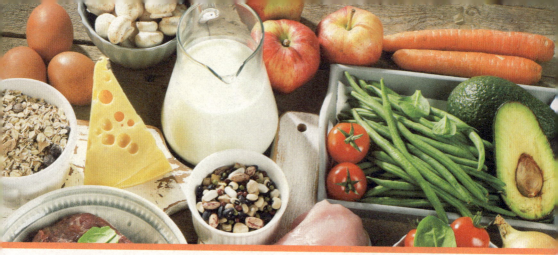

前　言

　　内脏脂肪看不见、摸不着，却对我们的健康有着巨大的影响。内脏脂肪，顾名思义，是位于腹腔内部围绕着脏器的脂肪。与之相对的是皮下脂肪，它位于腹腔外，主要作用是维持人体温度和储存能量。

　　内脏脂肪的准确位置是在脏间膜上，如肠系膜等地方，用于包裹腹腔内的器官。每个人体内都有一定量的内脏脂肪，正常量的内脏脂肪对器官起到一定的支撑和缓冲作用，是身体所必需的。但是长期内脏脂肪过多，则会导致高脂血症、心脑血管疾病、身体器官机能下降等一系列健康问题。

　　因此，减少内脏脂肪对于维护健康至关重要。许多苹果形肥胖者（内脏脂肪堆积型肥胖）了解内脏脂肪过多的危害后，第一反应就是寻找高效的减肥方法，可惜很多人因为控制不住嘴巴，不断摄取脂肪，所以在减肥的路上不断受挫。

　　有些人天真地认为将体重降低的减肥方法就是成功的。其实，减重和减脂是不一样的。减重和减脂最本质的区别就是机体减掉的物质不一样。一般来说，减重主要是通过减少体内的水分达到的，因为机体内的水分占了55%，而脂肪只有20%。所以很多人一旦停止减重，体重就立马反弹了。他们把重点搞错了，光盯着体重秤上的那一点数值变化了。今天体重数值没变化，就少吃一点儿。今天体重数值降下来了，就可以补偿自己多吃一点儿，不能让自己的嘴巴太"吃亏"。

减肥的出发点是为了健康，光盯着体重秤的数字其实是本末倒置。最科学的减肥方法应该是循序渐进地减脂，体脂率回归正常值，人自然就瘦了，这样的瘦才是健康的瘦。

本书通过"轻断食""控糖""减脂"三个部分，让您更加全面地了解如何科学地减脂，从而减掉多余的内脏脂肪。轻断食是一种很有前途的减肥饮食法，它不仅可以减轻体重，还能降低体脂率，缩小腰围和减少内脏脂肪。

本书旨在帮助读者如何以愉悦的心态，运用科学的方法，轻松减掉身体内多余的脂肪，同时远离各种疲劳，保持充沛的精力。一些由不良饮食习惯和生活习惯引起的疾病，如便秘、自主神经失调症等，也能得到一定程度的改善。甚至在成功减脂后，不会出现反弹的情况。

希望书中那些重新获得健康身材、找到新生活方式的方法对广大读者有所启发。减轻体重并不是一件困难的事情，但要有效地维持减脂成果，则是一项具有挑战性的任务。翻开这本书，大家很快就会明白，书中的方法、经验绝对不仅仅是一种减肥方式，而是经过验证、确实有利于人体健康的生活方式。

目 录

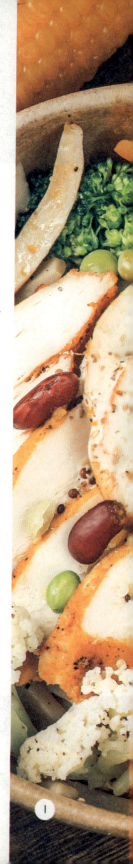

第一部分 轻断食

第二部分　控糖

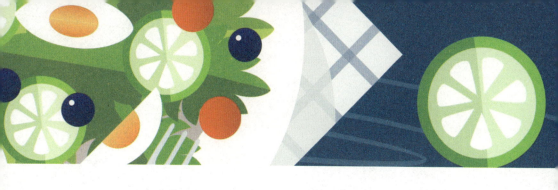

第三部分　减脂

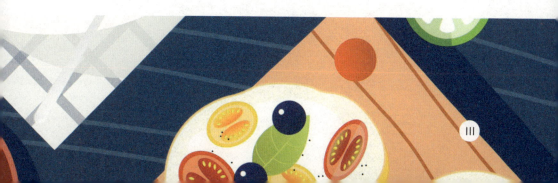

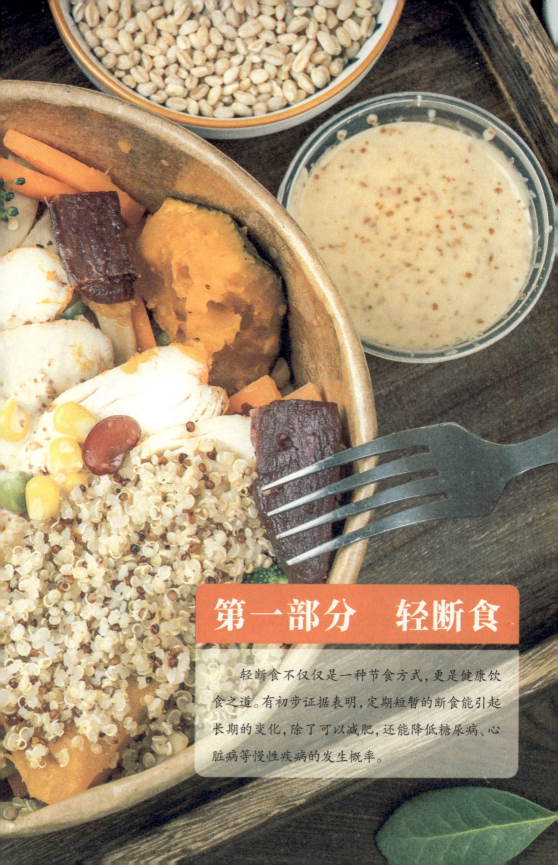

第一部分　轻断食

　　轻断食不仅仅是一种节食方式，更是健康饮食之道。有初步证据表明，定期短暂的断食能引起长期的变化，除了可以减肥，还能降低糖尿病、心脏病等慢性疾病的发生概率。

第1章
将轻断食融入日常生活

断食：五脏修复的密码

轻断食并不是现在才流行起来的，早期人类大多数时间都处在断食状态。希腊医学之父希波克拉底一天只吃一餐，就是为了保持头脑清醒。有观察结果表明，动物生病时都会本能地通过断食来增强免疫力。

断食不仅能让整个身体系统得到休息和恢复，而且能让器官和组织利用这段"间歇时间"排除代谢废物，这就是为什么会有人通过断食疗愈身体。可以说，断食就是五脏的"修复密码"，主要体现在以下五个方面。

健脾胃

众所周知，肥沃的土地能长出繁茂的植物，贫瘠的土地则草木不萌。人体内也有"土"，脾胃在五行里属土，为气血运化之源。脾胃不好，就会诱发各种疾病。

随着生活压力的增大、食物种类的丰富，很多人养成了暴饮暴食的不良饮食习惯，脾胃经常为了消化更多的食物而"加班加点"，久而久之，脾胃越来越疲劳，最终导致脾胃病的发生。

断食期间，脾胃能得到很好的修复，对于脾胃的调理大有裨益。一般来说，因暴饮暴食而导致脾胃不和的人，在经历过一段时间的断食之后，调理效果显著。

健肝胆

　　人体储存能量的主要形式之一是脂肪，而脂肪的代谢主要通过肝脏来完成。日常生活中，身体的能量主要由糖代谢提供，脂肪代谢则很少。但在断食期间，糖分会迅速被代谢掉，两三天之后，身体就只能开启脂肪代谢过程，这样一来，肝脏的工作压力就会大大提高。所以有人断食后肝功能有些异常，对此不必过于担心，静静等待一个月后，就会发现肝功能的检查指标不仅恢复到了正常数值，甚至比以前更好了。主要是因为断食的过程中肝功能得到了很好的锻炼。

健肾

　　身体是否健康，有一个很重要的判断因素就是内环境的酸碱度是否平衡，即使是很小的失衡，也会影响到

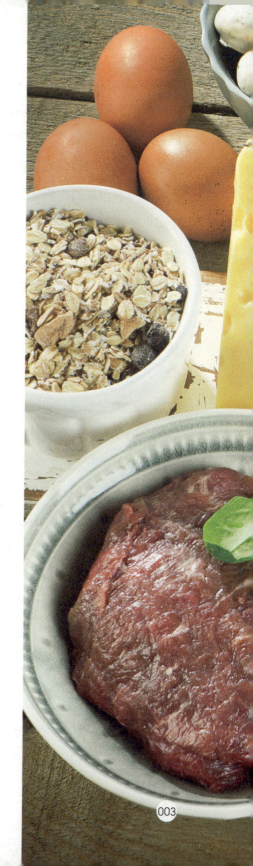

机体的代谢和主要器官的功能。而肾脏是调节人体酸碱平衡的重要器官，断食期间，身体对盐的摄取量会减少，除了少量的矿物质供给外，几乎没有其他营养物质的摄入，在这种情况下体内的碱性就会下降。断食期间很容易发生脂肪代谢，此时会产生大量酸性物质，想要做到酸碱平衡就会比往常更加困难。

所以，断食期间，肾脏也在超负荷运转，就像跑了一场马拉松，虽然过程比较艰辛，但是断食之后，效果却是很喜人的，肾脏功能会恢复到较高水平，身体会得到有效的锻炼和修复。

健心脑

近年来，动脉硬化成为老年群体的常见疾病，这种病症缘于高脂血症引起的血管硬化，血管壁上多余的血脂及胆固醇，会让血管变厚变窄，长此以往，血管就很容易被堵塞。虽然运动、吃药能清除部分代谢垃圾，但却难以全部清除。但是当饥饿来临时，这些多余的脂肪会转化为能量，实现"变废为宝"。

断食期间，血管里的血脂及内脏的脂肪会转化成维持生命的能量。所以，断食是降低血脂、清理血管垃圾最安全有效的方法之一。随着这些"垃圾"的清理，血管也会变得通畅起来，不仅能改善心脑供血供氧功能，还能起到健脑的作用。

健肺脏

肺是人的呼吸器官，氧气就是从肺脏运输到身体各处组织细胞的。人在断食之后，有生命通道之称的血管就畅通了，血管中的血液给全身组织的供氧功能也就随之提高了。血由气化生而来，因此，断食在保养五脏的同时，也在补气养血。

找出适合自己的轻断食模式

　　找到适合自己的轻断食模式有益身体健康和减肥，合适的轻断食模式能帮你控制体重、促进消化、降低血糖、减少心血管疾病的发生风险。

一、如何找到适合自己的轻断食模式

　　要找到适合自己的轻断食模式，首先要了解自身的身体状况和饮食习惯。可以考虑以下因素。

　　1. 身体状况

　　如果患有某些疾病，最好在开始轻断食前咨询医生的意见。

　　2. 饮食习惯

　　结合自己日常的饮食习惯以及是否容易控制饮食量考虑。

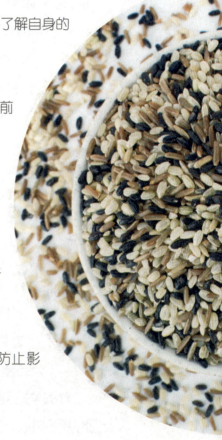

　　3. 断食频率

　　可以考虑每周断食一天，或每隔几天断食一天，以自己身体的耐受度为准。

　　4. 平衡饮食

　　在断食日和非禁食日之间保持平衡，防止影响身体健康。

二、5 种轻断食方案

　　可以根据自身情况，有针对性地选择适合自己的轻断食方案。

　　1. 米汤断食法

　　进行米汤断食时，熬煮米汤有以下两种方法。

一是传统熬煮法。我们需要在准备好糙米后，先将糙米提前浸泡一段时间，让糙米充分吸收水分，接着将糙米放入锅中，加入清水，大火煮沸后转小火继续煮，翻动几次确保煮熟，汤变得浓稠时即可关火。这样煮出的汤更加浓郁，除去米渣，加入适量盐调味，即成米汤。

二是糙米粉熬煮法。我们需要准备适量的糙米粉和清水，同时搅拌均匀，直到形成一种稠密的混合物，接着将混合物倒入煮锅加入适量清水，先大火煮沸再小火继续煮，翻动几次直到汤变得浓稠，关火前加入适量盐调味即可。用糙米粉熬米汤，相比传统方法，煮的时间可能会更短。也可以根据个人喜好加入蔬菜和豆腐等，丰富口感和增加营养。

在断食期间，每日三餐皆食用糙米汤。在喝米汤的时候，可以放入少许食盐，再放少许蔬菜。断食的时间为 1 ~ 3 天，不建议超过 3 天。

适宜和禁忌：米汤是一种相对容易消化的食物，能够健脾养胃，对一些脾胃功能、肠道功能较差的断食者来说是一个不错的选择。米汤含有丰富的碳水化合物和能量，对需要额外营养的孕妇和婴幼儿也是一个不错的选择。米汤饮用简单方便，易于吸收，还可为老年人提供所需营养。 然而，有一些特定人群可能不太适合米汤断食法，米汤含有大量碳水化合物，比较容易引起血糖波动，不适合高血糖、糖尿病患者。米汤在煮制过程中通常会放入盐，高血压患者应注意盐的摄入量，少数人可能对米类食物过敏,如果有相关症状,也应避免饮用米汤。

2. 豆浆断食法

豆浆是一种中国的传统饮品。豆浆制作起来非常方便,作为断食期间的能量补充,既省钱又省事儿,并且还可以制作成不同口味。

做豆浆时,首先是选择新鲜黄豆或者豆浆粉,还可以把洗干净的蔬菜和水果一起放进豆浆机中搅打均匀,制作成蔬果汁豆浆。选用的蔬菜和水果可以根据季节和个人的喜好灵活搭配。在断食期间,用新鲜的豆浆代替早餐和午餐。每餐可以饮用 1 ~ 2 杯豆浆,用量根据个人需求调整。除了豆浆之外,断食期间应避免摄入其他高糖、高脂肪的食物。断食的持续时间可以根据个人情况和目标设定,推荐 3 ~ 7 天。

适宜和禁忌:由于豆浆低脂肪、低热量,在满足人体所需营养的同时有助于减肥,适合肠胃不好的人。豆浆含糖量低,且含有大量蛋白质,尤其适合糖尿病和需要控制血糖的人。

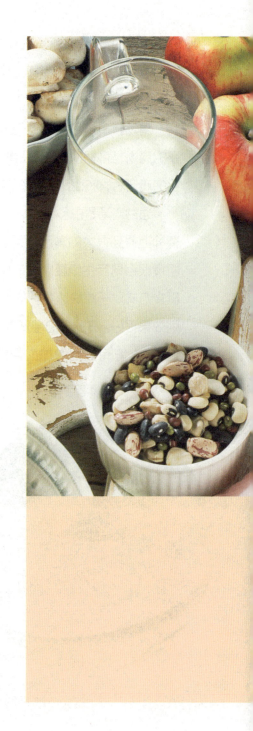

需要注意的是，豆浆断食法并非适合所有人，有肾脏疾病、痛风以及容易出现胀气的人，不适合采用这种断食方法。

3. 清汤断食法

清汤断食最适合在冬天进行。想象一下，在寒冷的冬天喝着热乎乎的清汤，身体和心灵都会感到温暖和舒适。清晨，当你喝下一碗热乎乎的清汤后，你就不会再感受到饥饿，也不会感到虚弱无力了。

通常清汤是由多种食材熬制而成，味道鲜美，富含营养，能让你在精神上得到很大的满足，而且自己就可以在家里制作清汤。采用清汤断食很容易产生饱腹感，特别适合轻断食经验不多的人。但是这种轻断食方式对于想快速减肥的人可能不太适合，而对于肾功能不好的人则效果很好。清汤中的菌藻类能够提供丰富的矿物质，有利于促进肠道蠕动，能有效地增加血管的活力。因此，清汤断食有一定的润肠通便作用。

断食期间，首先锅中加入海带和香菇，再加入水，可以将海带和香菇煎煮一会儿后捞出，只剩下清汤，再加入酱油、蜂蜜，在熬制清汤时，还可以加一些调味的鱼和禽畜肉。高血压患者断食 1～2 天，即有效果；断食 3～5 天，效果显著。

适宜和禁忌：清汤断食法并不适合每一个人，特别是肾脏功能不良的人，以及容易水肿的人，还有尿酸高和痛风患者，需要谨慎考虑。需要注意的是，清汤断食可能对身体产生一定的影响，比如，体力下降、腹部不适、头晕、眼花。尽管如此，对于高血压、高脂血症、冠心病、便秘患者以及经验不太丰富的初次尝试轻断食人士来说，可能是一个不错的选择。

4. 生姜红茶断食法

如果你特别喜欢吃甜食，那么下文中这种断食法你一定不要错过。

这是一种用生姜红茶代替主食的断食方法。在制作生姜红茶时，需要 10 克红茶和一块去皮的生姜，以及适量蜂蜜；把生姜切成细丝，和红茶一起用沸水冲泡，待水稍冷却后，再加入蜂蜜调匀即可饮用。

在断食的第一天，早、午、晚三餐可以正常饮食，但是在晚饭后不能吃任何东西，尤其要戒零食，可以喝蜂蜜水。另外，要吃得清淡，最好禁食荤菜。

在断食的第二天，早餐吃蒸熟的红薯，饮用 400 毫升水；午餐、晚餐各喝一碗清淡的杂粮粥。

在断食的第三天，早餐喝 400 毫升生姜红茶，午餐和晚餐都吃一碗杂粮粥。

在断食的第四天，早餐喝生姜红茶，午餐和晚餐可以正常饮食。如果喜欢吃甜食，在生姜红茶中调入适量蜂蜜，能使断食变得更容易。为了保证营养充足，断食期间也可以适当增加蔬菜的摄入。

适宜和禁忌：生姜红茶断食法尤其适合经常手脚冰凉、体质偏寒、经常熬夜、生物钟紊乱、饮食不规律的人。肠胃功能弱者，需要控制生姜的用量。

5. 果蔬断食法

你爱吃水果和蔬菜吗？

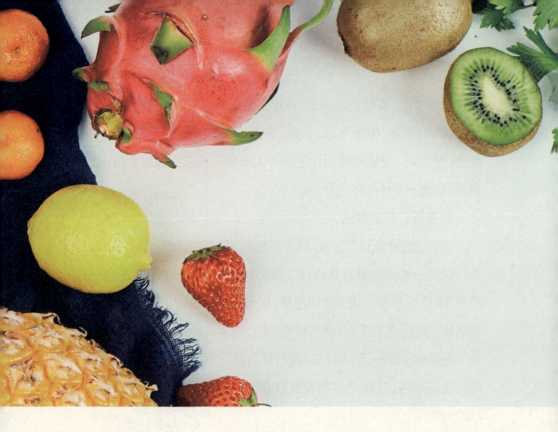

吃水果和蔬菜也是一种断食方法。你没想到吧！红色、黄色、绿色的各种水果和蔬菜，含有丰富的维生素及矿物质。常吃这些食物，可以促进新陈代谢，达到减肥、美容的效果。当然，各种黑色的菌菇也是不错的选择。最重要的是这些食材随处可见，不仅价格便宜，而且效果很好。

但是，长期单一地吃蔬菜、水果是无法满足人体的营养需求的。所以采用果蔬断食法，最好与其他富含优质蛋白质的食物搭配食用，防止后期出现营养不良。

你最爱吃的水果是什么？

如果你平时最喜欢吃苹果，你可以选择苹果断食疗法。如果你喜欢吃其他水果，比如杧果，那你可以选择杧果断食疗法。

苹果断食有 3 日疗法、5 日疗法，推荐 3 日疗法。苹果热量低，每

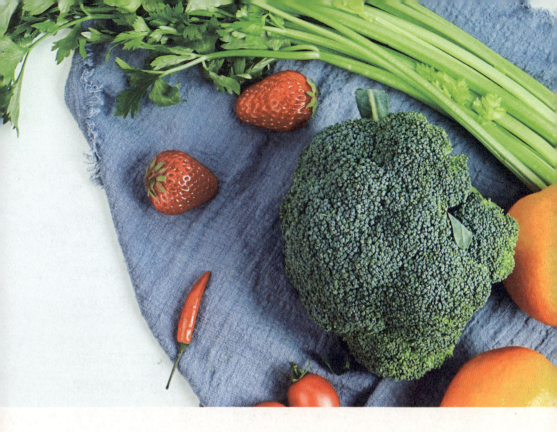

个苹果的热量在 100 千卡①左右，所以完全不用担心发胖的问题。断食期间，每天只吃 3 个苹果，早、午、晚各 1 个苹果，在此期间，不吃其他食物。第三天可以喝一杯牛奶，用来排毒消肿。在断食期间，要多喝水。肠胃不好的人，可以用破壁机把苹果打成苹果泥，再加入适量食盐。这 3 天，最好不要从事大量的脑力劳动和体力劳动，苹果的品种不限，最好选择红苹果，别选择绿苹果，因为绿苹果吃多了容易促进胃酸分泌。这种疗法最好是每隔 1 个月进行 1 次。

　　适宜和禁忌：苹果含有大量的糖，不适合糖尿病患者；苹果还含有大量的水分，特别适合皮肤干燥以及高血压的患者。

①千卡：1 千卡合 4186.8 焦。

6. 酵素断食法

酵素实际上就是酶。它在我们人体中扮演着催化活性蛋白质的角色。我们的身体每天都需要酶来消化吸收食物。简单来说，只有在酶的作用下，我们身体所需的营养物质才能够被分解吸收。酵素作为新陈代谢的催化剂，其含量和完整程度，直接决定了人体的健康状况。如果体内没有足够的酶，身体就无法正常地消化和吸收食物。生命活动也就不能正常进行。因为酵素可以长期保存，所以可以长期坚持服用。重要的是人体对它没有任何不良反应，也不会有任何依赖性。

综合果蔬酵素粉是将各种水果和蔬菜浓缩后制成粉末。与新鲜的水果和蔬菜相比，酵素粉更容易被人体吸收，营养也更加丰富，食用果蔬酵素粉，最好在饭后1小时左右。酵素粉食用方便，只需要将一包酵素粉和温水搅拌均匀即可。酵素粉可以放置在阴凉、干燥、通风的地方保存，但是开袋后要立即食用完。另外，服用了酵素粉后，要特别注意多喝水，再做一些有氧运动，如走路、打篮球等，这样效果会更好。

适宜和禁忌：适宜"三高"人群以及工作忙碌、生活压力大的人。不适合糖尿病患者、严重胃病患者。

轻断食是一种健康管理方式，它有一个很大的优点，那就是它的灵活性，每个人都可以根据个人的需求和生活习惯选择合适的时间窗口进行断食。在这种断食法中，不需要特殊的食物和饮食计划，也没有过于严苛的限制，简单易行。每次禁食都只是短暂告别食物，这样无论是身体还是心理都更容易接受。

选择轻断食的健康管理方法，大部分时日甚至不用断食。这跟必须永久执行的流行减肥法不一样，你仍然可以享受饮食的乐趣，你仍然可以吃大餐，你仍然可以参与日常生活中涉及饮食的例行活动。因此，你不会觉得生活被严重束缚。尝试长期节食减肥的人，常因为被剥夺饮食乐趣而无法坚持，这正是传统减肥法往往会失败的原因之一。

女性这样轻断食

"菲菲"小姐的亲身体验

我个人喜欢将断食日的食物分成两部分，一部分在早上，一部分在深夜，并且尽量拉长两餐间隔时间。

早餐通常是一份低糖的粗粮煎饼或面包，搭配一些新鲜的水果、一小把干果和一碗米汤。午餐时，我会吃一个苹果，虽然很简单，但足以让我感到满足。晚餐则是在孩子们就寝后，吃一顿富含维生素、蛋白质的低脂拌面，其中包括大量的菜叶和少量禽畜肉类、鱼类、蛋类或豆制品，如金枪鱼或毛豆。

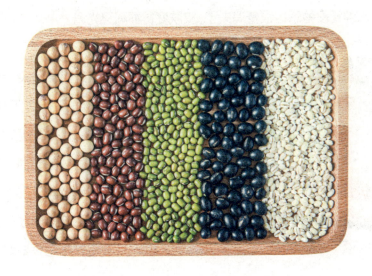

轻断食4个月后，我成功地减掉了6千克体重。一般来说，体重较大的人进行轻断食减重效果会更好。

现在，我每周只断食一天，其余时间正常饮食，同时拒绝暴饮暴食，这足以保持理想的体重。而且我发现，小口进食、慢慢咀嚼并保持专注的用餐态度，比狼吞虎咽、边吃饭边做其他事更容易产生饱腹感。

"田田"妈妈的亲身体验

今年生完第二个宝宝后，我的身体发生了很大变化，容易疲劳，同时还出现了一系列的不适症状，如严重的便秘、水肿、肩部酸痛和昏昏欲睡等，这种情况持续了半年之久，苦不堪言。

因为担心家里的宝宝，我并没有听从家人的建议去医院治疗。有人向我提出了轻断食调理的建议，抱着试试看的态度，开始了轻断食之旅。

断食的第一周，除了米汤和水，我几乎没有摄入其他食物，到了第八天，突然排出大量的大小便，这让我相当惊讶。然而，更让我惊奇的是，水肿和疲劳感也跟着消失了，皮肤变得细腻又光滑。

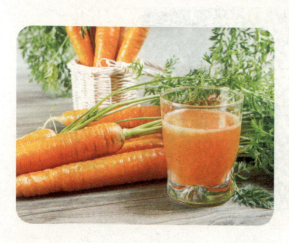

在以后的日子里，只要是断食阶段，我每天早上都不吃任何固体食物，只喝胡萝卜汁或姜茶。随着时间的推移，我感觉自己的身体状况逐渐得到了改善，母乳分泌也开始增多，

整个人焕然一新。我对于能找到这样一种自然的方式改善我的健康状况感到非常幸运，并且希望其他妈妈也能尝试用这种方法来恢复健康。

"我是安大妈"的亲身体验

我开始了整整 21 天的轻断食之旅。

现在我的体重从 55 公斤减到了 50 公斤，21 天只喝果蔬汁和水，原来不仅不会饿晕，还能每天精神饱满地工作，我的身体变化是：第 5 天，舌苔变黄、变厚；第 14 天，身体排出一些痰湿浊垢，逐渐恢复平衡状态。

很高兴通过 21 天的轻断食，我再也不用在拍照时打开瘦脸、瘦身模式，别人看到的照片都是我的真实模样。我更加明白：享受美食、保持节制所收获的不仅是健康，也有美丽的红利。凡事有度，事物才是有益于我们的。

21 天轻断食是自我修复，是人道至简，是断舍离，是快乐简单。

男性这样轻断食

张先生的亲身体验

最近几年，总听到身边的男士朋友说，他们通过轻断食的方法，减掉了大肚腩，精神状态变好了，走路也轻盈了，他们说轻断食的食谱简单，不用节

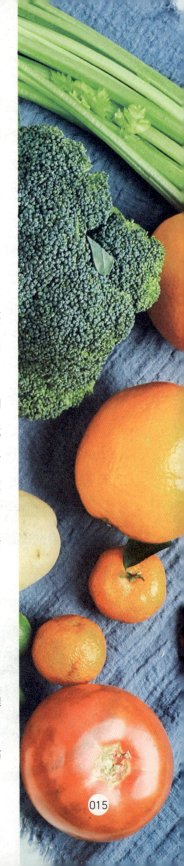

食，容易坚持，他们都很喜欢这项挑战。

男士喜欢将断食融入生活中，在断食的过程中，他们不必停止工作、旅行、社交或运动。

至于我自己，最近半年由于做生意不顺，常常处在焦虑的状态中。尤其是近一个月，身体开始出现各种不适症状，如持续头痛，并伴有气喘、胸闷、失眠等现象。我坚持了一周的轻断食，断食期间出现过头痛加重、烦躁易怒的症状，第三天时发生过一次呕吐，之后身体轻松了很多，头痛得到了缓解，体重也减轻了5千克。

我在断食日有固定的作息模式。用高蛋白质早餐开始新的一天，通常吃炒蛋或一个粗粮煎饼。白天会喝一些豆浆或牛奶，开心地工作到中午，直到傍晚都不会感受到饥饿。

晚上我会吃一点儿禽畜肉类或鱼类食物，搭配大量水煮青菜。由于从早餐后便开始禁食，我觉得晚餐特别美味。第三天后我就再也没有出现过失眠的问题，第二天起床时也不会比平时饿。

断食说到底是对不良生活方式的一种调整和纠正，并不仅仅是为了减肥。当你深受肥胖困扰或身体不适时，不妨尝试一下轻断食，相信你的身体也会发生全新的改变。

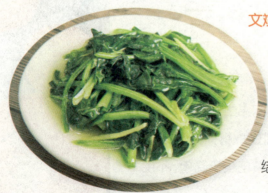

文斌的亲身体验

今天我们来聊一个话题——轻断食。我坚持轻断食有4个月了，效果感觉很不错，下面来总结一下。

首先是原理。轻断食的能量出口主要是身体的基础代谢，而基础代谢的消耗是要靠营养。这也是我要跟大家说的：我们要吃热量很低，但是营养非常充分的食物。有些人减肥单纯靠饿，饥饿法减肥是很难成功的。如果身体缺营养的话，身体会把基础代谢降得更低，这样更不利于减肥。

其次是运动。我在这 4 个月的轻断食期间做过很多中低强度的有氧运动，虽然当天看不出运动对于体重减轻的影响，但是累积 4 个月，这些活动不仅能帮助身体延续运动的习惯，还有助于进一步减重，同时帮助身体释放毒素、提高肌肉质量和稳定情绪等。

再次是吃。前面谈到我们要吃热量很低，但营养充分的食物，我认为选择代餐是最简单粗暴的方式。如果你能计算出自己日常所需蛋白质、脂肪、维生素等营养物质的量，就可以在保持最低热量需求的同时，用适当的代餐来替代其他食物。

最后是生活方式。我认为轻断食可以成为一种长期坚持的生活方式，它对体重管理是非常有效的。同时，它对身体还有诸多好处。我们在非轻断食日执行正常的膳食标准就可以了，而在轻断食日就执行轻断食的膳食标准。偶尔吃一顿大餐，我们也不必有太多的负罪感。

以上就是我总结的轻断食的 4 个特点，希望可以和大家一起进行轻断食，追求更健康的生活。

男女体脂率对照表

男性体脂率对照表　单位：%

年龄（岁）	偏瘦				标准				偏胖					过胖			
56以上	9.9	12.4	14.7	17.0	19.1	21.0	22.8	24.5	26.0	27.4	28.7	29.8	30.8	31.6	32.3	32.9	33.3
51～55	8.8	11.3	13.7	15.9	18.0	20.0	21.8	23.4	25.0	26.4	27.6	28.7	29.7	30.6	31.2	31.8	32.2
46～50	7.7	10.2	12.5	14.5	16.9	18.9	20.7	22.4	23.9	25.3	26.6	27.7	28.7	29.5	30.2	30.7	31.2
41～45	6.7	9.2	11.5	13.5	15.9	17.8	19.5	21.3	22.8	24.7	25.5	26.6	27.6	28.4	29.1	29.7	30.1
36～40	5.5	8.1	10.5	12.7	14.0	16.7	18.5	20.2	21.7	23.2	24.4	25.6	26.5	27.4	28.1	28.8	29.0
31～35	4.5	7.1	9.4	11.7	13.7	15.7	17.5	19.2	20.7	22.1	23.4	24.5	25.5	26.3	27.0	27.5	28.0
26～30	3.5	6.0	8.4	10.5	12.7	14.6	16.4	18.1	19.6	21.0	22.3	23.4	24.4	25.2	25.9	26.5	26.9
21～25	2.5	4.9	7.3	9.5	11.6	13.6	15.4	17.0	18.6	20.0	21.2	22.3	23.3	24.2	24.9	25.4	25.8
18～20	2.0	3.9	6.2	8.5	10.5	12.5	14.3	16.0	17.5	18.9	20.2	21.3	22.3	23.1	23.8	24.3	24.9

女性体脂率对照表　　单位：%

年龄（岁）	偏瘦					标准			偏胖						过胖		
56以上	16.3	18.5	20.7	22.7	24.8	26.5	28.2	29.8	31.3	32.7	34.0	35.2	36.3	37.2	38.1	38.9	39.5
51～55	15.6	17.9	20.0	22.1	24.0	25.9	27.6	29.2	30.7	32.1	33.4	34.6	35.6	36.6	37.5	38.3	38.9
46～50	15.0	17.3	19.4	21.5	23.4	25.2	26.9	28.6	30.1	31.5	32.8	34.0	35.0	36.0	36.9	37.8	38.3
41～45	14.4	16.7	18.8	20.8	22.8	24.6	26.3	27.9	29.4	30.8	32.1	33.3	34.4	35.4	36.3	37.0	37.7
36～40	13.8	16.0	18.2	20.2	22.2	24.0	25.7	27.3	28.8	30.2	31.5	32.7	33.8	34.8	35.6	36.4	37.0
31～35	13.2	15.4	17.8	19.6	21.5	23.4	25.1	26.7	28.2	29.6	30.9	32.1	33.2	34.1	35.0	35.8	36.4
26～30	12.5	14.8	16.9	19.0	20.9	22.7	24.5	26.1	27.6	29.0	30.3	31.5	32.5	33.5	34.4	35.2	35.8
21～25	11.9	14.2	16.3	18.4	20.3	22.1	23.8	26.5	27.0	28.4	29.6	30.8	31.9	32.9	33.8	34.5	35.2
18～20	11.3	13.5	15.7	17.7	19.7	21.5	23.2	24.8	26.3	27.7	29.0	30.2	31.3	32.3	33.1	33.9	34.6

1. 什么是体脂率

体脂率是体内脂肪的质量和体重的比值，通常用百分率表示。那么，是不是体脂率越低就越好呢？

不是这样的，体脂率在正常范围内是最合适的。如果体脂率过高，身体会偏胖，动脉硬化、心脑血管疾病的发生率可能会增高。而当体脂过低时，人容易出现畏寒、免疫力下降、体力下降、疲劳感增加、激素失衡等问题，适量的脂肪有助于维持骨骼健康，低体脂则可能增加骨质疏松和骨折的风险。

2. 怎样测量自己的体脂率

可以在商店或网店购买一台体脂秤，在家就能检测出身体的各项指标，帮你全方位地了解自己的身体，不过不要太依赖这些仪器，它只是给你一个参考值。那么如何准确计算体脂率呢？

成年女性的体脂率计算公式：

参数 A：自己的腰围（厘米）×0.74；

参数 B：体重（千克）×0.082+34.89；

身体脂肪总重量（千克）=A-B；

体脂率 =（身体脂肪总质量 ÷ 体重）×100%。

成年男性的体脂率计算公式：

参数 A：腰围（厘米）×0.74；

参数 B：体重（千克）×0.082+44.74；

身体脂肪总重量（千克）=A-B；

体脂率 =（身体脂肪总质量 ÷ 体重）×100%。

不同年龄、性别的人，体脂标准是不同的，请参考男女体脂率对照表的范围来评估自己的体脂率是否超标。

第 2 章
轻断食饮食计划

断食的三种疗法

断食并不是不进食，它的种类和方法比较多。根据断食时间的不同，可以将断食概括为三个类别：完全断食、不完全断食和减食。了解了断食的种类和方法后，我们才能正确运用断食的方法，达到调节身体系统机能的目的，身体才能实现一种焕然一新的改变。

第一种：完全断食疗法

完全断食疗法指的是在断食期间完全停止进食，断食者只喝白开水或者茶水。

完全断食疗法是一种严格的断食疗法，对于身体好的人，基本上可以每隔一个月断食一次，每一次断食 3～5 天。断食期间虽然可以不吃东西，但是在断食

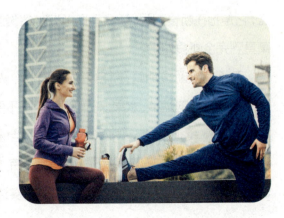

后两天，需要补充一些食物，然后再继续断食。断食者在断食期间尽量不要做大量的体力劳动，可以做一些散步、慢跑、瑜伽等运动，辅助以冥想、坐禅、按摩等方式，让心理保持愉悦，使身体与思想达成统一，以更好地完成断食。

由于完全断食过程较为艰难，不容易成功，且对身体状况要求严格，所以最好有人陪同，并对断食者进行密切的关注，在此期间，随时留意断食者的血压、体温、心跳等，一旦身体出现不适，立即停止断食恢复进食，确保其断食安全。

1. 哪些人不适合完全断食疗法

糖尿病和肥胖症患者、肝硬化晚期患者、严重心脏病患者、恶性肿瘤患者均不适合这种断食法。

2. 完全断食法的种类有哪些

比较流行的 5 ：2 断食法、隔日断食法、18 ：6 断食法、勇士断食法、辟谷等都属于完全断食法。

第二种：不完全断食疗法

相对于正规的完全断食法，不完全断食法属于一种改良的断食疗法，它是指在断食期间，断食者逐渐减少每餐的用食量，从吃少量的饭菜直到完全断食为止。

在不完全断食期间，断食者可以根据个人情况少量进食，同时多吃一些低热量的蔬菜、水果。注意在此期间不要过度饥饿，除了关注饮食的平衡外，还应该专注内心的健康。与完全断食法相比，不完全断食法比较安全，可以自己在家里进行。进行不完全断食，每个疗程通常在 5 ~ 7 天，最长不宜超过 10 天。不完全断食法的功效有很多，它能有

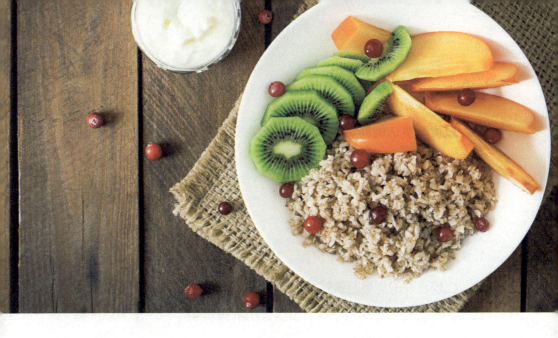

效清除体内毒素、改善体质、调理身体、增强免疫力。

1. 哪些人不适合不完全断食疗法

正在使用正规断食的病人不适合这种断食法。

2. 不完全断食法的种类有哪些

不完全断食法的种类有很多，例如，果汁断食法、酵素断食法、清汤断食法、豆浆断食法、生姜红茶断食法等，都属于这种断食法。

第三种：减食疗法

相对于完全断食疗法和不完全断食疗法，减食疗法是指每餐只吃五六分或者七八分饱，同时要尽量少吃高脂、高糖、高盐类食物。这种疗法比不完全断食疗法更为温和。减食疗法的功效有很多，它有助于清洁人体肠胃，还能有效改善饮食习惯，适合一些慢性病患者、肠胃功能失调患者、暴饮暴食的人。

1. 哪些人不适合减食疗法

接受断食疗法的病人，不适合这种断食法。

2. 减食断食法的种类有哪些

减食断食法的种类有很多，有水果减食法、半断食法、液态断食法等。

轻断食的烹饪秘诀

1. 快速直观地量出一餐可食量

比较直观的测量方法就是用人的手测量，这种方法不需要仪器设备，简单方便。举个例子，一个拳头大小的馒头 + 一份巴掌大小的青菜就是第一餐的食用量。

一份主食（一个馒头、一碗米饭）约等于一个拳头大。

一份水果（一个苹果）约等于一个拳头大。

一份蔬菜（一个番茄）约等于一个拳头大。

一份煮好的青菜（叶菜类）约等于一个巴掌大。

一份肉类约等于三根手指的大小。

以上估算方法仅供参考，并不是准确的测量方式，大家可以根据不同种类的食物和需求，合理搭配，适量饮食。

2. 降低食物血糖指数（也称为血糖生成指数，英文缩写为 GI）的烹饪方法

血糖指数（GI）是糖尿病、肥胖症患者的重要衡量指标，它可以反映人体食用食物后人体内的血糖变化。GI 值为 55 ~ 70 意味着中血糖反应，GI 值大于 70 则意味着高血糖反应，GI 值小于 55

则意味着低血糖反应。

首先，在烹饪时，慢火多水煮，可以提高食物的血糖指数；急火少水煮，可以降低食物的血糖指数。这是因为食物加工时间越长，温度越高，食物活化程度越好，这样会使食物中的淀粉更容易转化为糖。当然，选择哪种烹饪方法，还取决于个人的口感和喜好。如有些人喜欢将蔬菜煮得软一些，有些人喜欢将蔬菜煮得硬一些。

其次，可在烹调过程中加醋或其他有降血糖作用的食物。醋中的酸性物质可以抑制食欲和增加饱腹感。醋中的铬元素是一种重要的抗氧化剂，有助于降低血糖。对于不喜欢醋的味道或对醋有不良反应的人，可以多摄入一些镁、钙含量丰富的菌类、坚果等食物。

最后，如果能够生吃，尽量不要熟吃。因为生食不仅可以最大限度保留食物的营养成分，还可以降低血糖指数。但是生食的食物，若含有细菌或寄生虫，也有可能对身体造成伤害，所以在生吃时，最好用盐水或者热水浸泡一下。总而言之，需要根据食物的不同种类和需求来选择生吃还是熟吃。

需要注意的是，这些策略虽然有助于控制血糖水平，但是，它不能代替药物，并且降糖效果因个人体质而异。

3. 稀粥的煮制方法

在轻断食时，稀粥的煮法有两种，一种是将米和水同时放入锅中，先用大火煮，再用小火慢熬，这样煮出来的粥润滑，软硬适中。另一种是在煮粥之前先把米浸泡一会儿，这样可以减少煮粥的时间，等水开后再放入米，这样煮出来的粥香味更加浓厚。另外，清淡又富含维生素的菜粥是轻断食很好的选择。

4. 不用油的烹调方法

日常生活中，烹调方式有很多种，比如烘烤、水煮、蒸等，还有一种以水代油的烹饪法，叫"水滑法"。它常应用于副食的烹饪中，有助于降低食材的脂肪含量，减少营养的损失，同时能满足大众对食物色、香、味俱全的要求。

用水滑法炒肉丝的常见做法如下：

第一步，先将肉、姜、尖椒切成丝，在肉丝里面加入少量的盐、料酒，再打一个鸡蛋并搅拌均匀，然后往肉丝中再加入适量的淀粉抓匀。

第二步，将上完浆的肉丝放入开水中汆一下，备用。

第三步，在锅里面放少量植物油，先炒一下姜丝和尖椒丝，最后放入汆好的肉丝翻炒出锅即成。

在日常少油或无油的烹调方法中，油煎、油炸、焗、红烧、爆炒等耗油较多；而汆、炖、水煮、清蒸、水炒、涮、卤、拌等方法耗油较少，如凉拌海带、黄瓜等，只要把其他调料配好，不放油或仅滴几滴香油即可。

5. 少油少盐的诀窍

第一个诀窍是用平底锅做菜。这样可少用些"润锅"的油。圆底炒锅由于锅体受热不均，极易产生焦煳粘锅的现象；为防止粘锅，人们往往会大量用油。而平底锅受热均匀，油入锅稍转一下，就可以铺满整个锅，同时还大大减少了油烟的产生。

第二个诀窍是使用喷油瓶喷油，这样能有效控制油的用量。

第三个诀窍是烹饪时，不要先放盐，一定要在起锅前将盐撒在食物上，这样盐附着在食物的表面上，既能使人感觉到明显的咸味，又不至于过量。

6. 放调料的方法

烹饪时添加调料能增添食物的风味，常用的调料除了糖、醋，还有辣椒、葱、姜、蒜、柠檬汁等。

糖可增加菜品的甜度。糖的主要成分是碳水化合物，它是人体热量的主要来源之一，糖含有丰富的钙、铁、钾等矿物质元素。但过量摄入糖会引发肥胖、糖尿病等问题。糖有红糖和白糖之分，一般来说，红糖含有的钙、铁等元素更丰富，白糖含有少量的磷和钾元素。做饭放糖时要注意几点：一是尽量在放盐之前放糖，这样糖更容易被食材吸收，二是最好在食材半熟时放糖，三是高温时放糖最好，但温度不要过高，否则食材容易焦化。

醋可增加酸度。醋的主要定量指标是"醋酸含量"。醋酸含量越高，醋的味道就越酸。醋在提供酸味的同时，也能给人体提供氨基酸、维生素 B_1、维生素 B_2、钾、镁等营养成分。

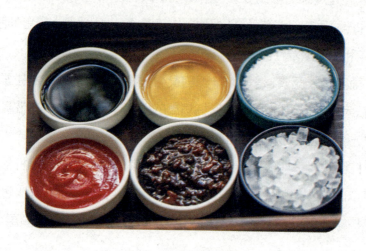

醋有陈醋、米醋、白醋之分，陈醋酸的味道最重，酸浓而味鲜；米醋则酸的味道醇厚而香浓；白醋酸味醇正。一般来说，做醋熘菜用陈醋，凉拌菜、腌酸菜可以用米醋，做一些豆腐和爽口凉菜可以用白醋。

辣椒能让菜品更具风味。辣椒可以新鲜食用，也可以干制后食用，辣椒有一定的药用价值，可以治疗胃寒、呕吐、冻疮等疾病，在烹饪中切忌过度炒和煮。

葱有去腥、杀菌的作用。人们在炖菜时多用葱段，在做馅时多用葱末，在做凉拌菜时多用葱丝，做鱼时加入葱花。葱可以增加菜品的香气和口感。

姜有排汗、提神等作用，可缓解疲劳、厌食、失眠、腹胀、腹痛等症状。人们在炖菜时多用姜块，在蒸菜时多用姜汁，在凉拌菜里则用姜丝。凉拌菜里加一些姜丝，不仅可以增加口感，一定程度上还能抑制细菌，中和凉菜的寒性。

蒜含有大蒜素，是一种辛辣的食材，蒜中含有丰富的维生素C、钙、铁等营养成分，具有抗菌、抗病毒的作用，可以有效预防感冒。蒜在烹饪时生吃最好，切忌久煮和久炖。

柠檬汁是一种很好的调料，往新鲜蔬菜或肉里面滴几滴柠檬汁，蔬菜或肉的味道就会更鲜美。柠檬汁可以防止水果变色，蒸米饭时，几滴柠檬汁可以防止米饭粘锅，它还可以让生菜更脆，让鸡蛋更容易去壳。更值得一提的是，柠檬中的维生素 C 可促进人体对叶菜中铁元素的吸收。

7. 轻断食时想吃甜食怎么办

轻断食期间想吃甜食时，可以在烹饪过程中，用甜菊糖、木糖醇、椰子糖等代替白糖，这些糖同样能起到甜味剂的作用，又不至热量太高。

甜菊糖是一种从甜叶菊中提取出来的甜味剂，它的甜度比白糖高，但所含热量却比白糖低很多，烹饪时，可以用半茶匙甜菊粉代替一杯糖。

木糖醇的血糖指数为 7，在烹饪时，可用半杯木糖醇代替半杯白糖，吃木糖醇有益于牙齿健康。

虽然椰子糖属于糖，但它保留了椰树中含有的部分营养物质（如钾），因而它比白糖要健康。烹饪时，可按 1∶1 的比例用椰子糖代替白糖。

8. 汤怎么做好喝

汤根据煲法不同分为老火汤、炖汤、滚汤等。煲老火汤的时间以两小时为宜，不宜过长，而且，不宜天天喝，一周喝一次即可。轻断食期间，可用滚汤代替，比如可以喝一些清汤、蔬菜汤、菌菇汤，不宜选择浓汤。

煮好汤的绝招

绿叶类蔬菜不用刀切，当汤羹中有绿叶菜做原料时，可以不用刀切，直接洗净后用手撕入锅。这样可以最大程度保留原料的维生素，并且不会破坏植物的膳食纤维。

汤品要现煮现食

煮好的汤最好当天食用，不宜隔日食用，以保持汤汁的新鲜度。

选用营养丰富、鲜味充足的原料

在煮汤时应该选用营养丰富、鲜味充足的原料，如肉类、海鲜、蔬菜等。

动物性原料的处理

动物性原料一般需要进行焯水热处理加工，以去除部分腥味及血沫。焯水时可以加入葱、姜、料酒等去腥调味料。

9. 蔬菜熟吃还是生吃好

在烹饪过程中，高温很容易使蔬菜的营养被破坏，特别是一些遇热易溶于水的维生素，所以很多人会有疑问，蔬菜到底是生吃好还是熟吃好。

对有些蔬菜来说，生吃的效果确实优于熟吃。然而，并不是所有蔬菜都适合生吃，比如西蓝花、菠菜，最好先在水中焯一下再吃。而像番茄，如果是为了补充番茄红素，则用油炒一下效果更好。可以经常生吃的蔬菜有黄瓜、番茄、胡萝卜、白萝卜、甜椒等。

总的来说，蔬菜生吃、熟吃各有益处。比较理想的方式是，颜色深的蔬菜宜熟食，颜色浅而质地脆嫩的蔬菜宜生吃。

10. 蔬果搭配有什么诀窍

如果你想有目的地补充营养，那么在饮食上就要考虑蔬果的搭配了，比较常见的补充营养的需求有：补铁防贫血、补钙降血糖、补钾降血压。

补铁防贫血

菠菜＋樱桃搭配法：菠菜富含铁和维生素 C，樱桃富含铁，两者搭配可以促进人体对铁的吸收。

菠菜 + 草莓搭配法：菠菜富含铁和维生素 C，草莓富含维生素 C，两者搭配可以促进人体对铁的吸收。

芹菜 + 柚子搭配法：芹菜富含铁、钾和维生素 C，柚子富含维生素 C，两者搭配可以促进人体对铁的吸收。

补钙降血糖

菠菜 + 柚子搭配法：菠菜富含铁和维生素 C，柚子富含维生素 C，两者搭配可以促进人体对钙的吸收。

菠菜 + 橙子搭配法：菠菜富含铁和维生素 C，橙子富含维生素 C，两者搭配可以促进人体对钙的吸收。

冬瓜 + 樱桃搭配法：冬瓜富含钙、铁和维生素 C，樱桃富含铁，两者搭配可以促进人体对钙的吸收。

补钾降血压

芹菜 + 苹果搭配法：芹菜富含钾和维生素 C，可以利尿降压；苹果中也富含钾，能促进体内钠盐的排出，有降压作用。

苦瓜 + 苹果搭配法：苦瓜中不仅富含钾，还富含膳食纤维，具有降血糖、降血压、调节血脂等作用。

番茄 + 苹果搭配法：番茄中所含的维生素 C、维生素 E 以及钾都能降低血液中坏胆固醇的含量，缓解高血压的症状。

女性轻断食一周食谱推荐

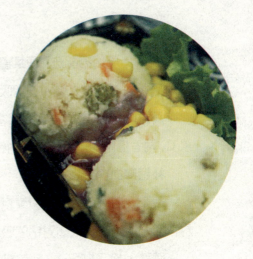

注：可根据具体食用量，同比例调整食谱中食材的用量。

第一天　土豆泥＋玉米苹果沙拉

早餐：土豆泥 130 克 +（大）苹果 1/2 个。

土豆泥

材料：土豆两个，牛奶 100 毫升。

调料：精盐、白胡椒粉各两克。

做法：

1. 先把土豆洗净去皮，再用蒸锅蒸熟，切成小方块，最后用擀面杖擀成土豆泥。

2. 把平底锅放到火上，再把土豆泥放进去，然后倒入牛奶搅成糊，最后加精盐和胡椒粉搅拌均匀就行了。

晚餐：馒头 1 个 + 虾皮紫菜汤 1 小碗 + 玉米苹果沙拉 150 克。

玉米苹果沙拉

材料：苹果、甜玉米粒各 100 克，柠檬 15 克。

调料：精盐 3 克，酸奶 100 毫升，沙拉酱适量。

做法：

1. 把柠檬榨成汁，把苹果去皮、去核后切成玉米粒大小的小块，再放入精盐和柠檬汁，放入冰水中浸泡 3 分钟，沥干水分。

2. 将苹果块、甜玉米粒、沙拉酱一起放入容器中，搅拌均匀，加酸奶调匀即可。

第二天 凉拌蛋丝 + 爽口木耳

早餐：凉拌蛋丝 200 克 + 热牛奶一杯（100 毫升）+ 猕猴桃 1 个（约 90 克）。

凉拌蛋丝

材料：鸡蛋两个，香菇丝、胡萝卜丝各 80 克，香菜两棵。

调料：淀粉、酱油各 6 克，精盐、香油各 3 克，料酒、醋各两克，白糖 1 克，植物油适量。

做法：

1. 先把鸡蛋打入碗中，加入料酒和淀粉搅拌均匀。

2. 锅中起油，把鸡蛋倒入油锅摊出来蛋皮，切成细丝备用。

3. 把胡萝卜丝放入油锅，炒出备用；香菇丝过一遍开水，凉凉；香菜洗净切末备用。

4. 把所有的材料放在一个碗中，放入调料，搅拌均匀即可。

晚餐：燕麦粥 1 碗（燕麦片 25 克、沸水 200 毫升）+ 爽口木耳 1 小碟（约 200 克）+ 葡萄 10 克 + 杏仁 20 克。

爽口木耳

材料：水发黑木耳 200 克，红椒 30 克。

调料：葱末、蒜末、精盐各 3 克，生抽、白糖、醋各 5 克，鸡精、香油各少许。

做法：

1. 先把黑木耳洗干净，撕成小片儿，热水焯两分钟，捞出控水凉凉。

2. 把红椒去子切成丝。

3. 把黑木耳、红椒丝、葱末、蒜末、白糖、生抽、醋、鸡精、精盐、香油搅拌均匀即可。

第三天　笋叶蛋卷 + 紫甘蓝拌绿豆芽

早餐：笋叶蛋卷 250 克 + 酸奶 1 杯（150 毫升）+ 草莓 100 克 + 葡萄 80 克。

笋叶蛋卷

材料：莴笋叶 250 克，鸡蛋两个。

调料：精盐两克，花椒粉 1 克，植物油适量。

做法：

1. 先把莴笋叶洗净，控干水分，再把鸡蛋打入碗中，加入花椒粉、精盐搅拌均匀即可。

2. 热锅起油，将蛋液煎成鸡蛋饼，再切成莴笋大小的片放入盘中备用。将莴笋叶放在切好的蛋皮上卷成卷后，整齐地码入盘中即可。

晚餐：紫甘蓝拌绿豆芽 400 克 + 柠檬汁 1 杯（约 100 毫升）+ 带壳核桃两个（约 30 克）。

紫甘蓝拌绿豆芽

材料：紫甘蓝 200 克，绿豆芽 100 克，青椒 100 克。

调料：白醋 6 克，精盐、香油各 3 克，白糖、鸡精各两克。

做法：

1. 紫甘蓝洗净切成细丝，青椒去子切丝，绿豆芽掐去尾部。

2. 将处理好的紫甘蓝丝、青椒丝和绿豆芽放入盘中，加入精盐、白糖、白醋、鸡精、香油拌匀即可。

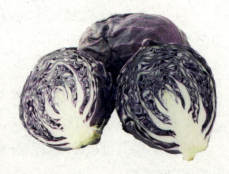

第四天　蛋皮菠菜包 + 拌洋葱

早餐：蛋皮菠菜包 250 克 + 温豆浆 1 杯（250 毫升）+ 煮玉米 1 根（中等大小，带棒心，约 200 克）+ 苹果（小）1/2 个。

蛋皮菠菜包

材料：菠菜 250 克，鸡蛋两个。

调料：精盐 3 克，香油两克，鸡精 1 克，植物油、香菜各适量。

做法：

1. 将菠菜洗净，切成末，挤干水分。

2. 将鸡蛋打入碗内，加入精盐、鸡精搅散，再放入菠菜末拌匀成馅料。

3. 平底锅置火上，抹少许油烧热，倒入适量馅料，推成薄片，煎至两面金黄时取出。

4. 将煎好的蛋皮菠菜卷放入盘中，再配以香菜和香油即可食用。

晚餐：拌洋葱一碟（约 350 克）+ 酱牛肉 1 片（约 15 克）+ 燕麦粥 1 碗（燕麦片 25 克，沸水 200 毫升）+ 橙子（约 135 克）1/2 个。

拌洋葱

材料：洋葱 350 克。

调料：酱油、醋各 10 克，精盐两克，鸡精、香菜叶各少许，高汤适量。

做法：

1. 洋葱剥去外皮，切成丝，盛入盘中。

2. 将高汤、酱油、醋、精盐、鸡精制成调味汁，浇在洋葱丝上拌匀，放上香菜叶即可。

第五天　西芹拌蛋皮 + 酸奶水果沙拉

早餐：西芹拌蛋皮（250 克）+ 热牛奶 1 杯（250 毫升）+ 煮红薯 1 根（约 100 克）+ 西瓜 80 克。

西芹拌蛋皮

材料：西芹 150 克，鸡蛋 1 个。

调料：精盐、醋、蒜末、香油各两克，白糖 1 克，植物油适量。

做法：

1. 将西芹洗净后切成段，放入沸水锅中焯至断生，过凉水，捞出，沥干水分，放入碗内。

2. 锅内倒入植物油，放入打散的鸡蛋（少量频放），转动锅将鸡蛋摊平；一面凝固后翻面，煎至两面金黄后出锅，放凉后切丝，放入西芹碗内。

3. 放入适量精盐、醋、蒜末、白糖、香油，搅拌均匀即可。

晚餐：酸奶水果沙拉（约 250 克）+ 全麦面包 1 片半（约 50 克）。

酸奶水果沙拉

材料：火龙果 150 克，苹果 60 克，哈密瓜 20 克，皇冠梨 50 克，草莓 20 克，柠檬 30 克。

调料：白兰地 50 毫升，原味酸奶 150 毫升。

做法：

1. 将所有水果洗净，火龙果、苹果、哈密瓜、皇冠梨切成均匀的丁，草莓对半切开，柠檬挤出柠檬汁。

2. 将切好的水果放入碗中，倒入白兰地，拌匀。

3. 在另一个碗中倒入原味酸奶，倒入柠檬汁，搅拌均匀。

4. 将酸奶倒入水果中，拌匀即可。

第六天　红薯拌胡萝卜丝 + 田园沙拉

早餐：红薯拌胡萝卜丝 250 克 + 银鱼丝 1 小碗（约 30 克）+ 豆浆 1 杯（250 毫升）+ 开心果 20 克。

红薯拌胡萝卜丝

材料：红薯、胡萝卜各 1 根，熟黑芝麻适量。

调料：精盐、香油各两克，白糖、鸡精各 1 克。

做法：

1. 将红薯、胡萝卜洗净，去皮切成细丝，放入盘中。

2. 在盘中加入精盐、白糖、鸡精拌匀。

3. 加入熟黑芝麻拌匀。

4. 淋入香油即可。

晚餐：田园沙拉 250 克 + 全麦面包 1 片（约 40 克）。

田园沙拉

材料：樱桃番茄 100 克，煮鸡蛋 1 个，黄瓜 50 克，橄榄 20 克，黄彩椒 1 个。

调料：橄榄油 20 克，香醋 10 克，黑胡椒碎、精盐各 3 克。

做法：

1. 将樱桃番茄、黄瓜、黄彩椒洗净，切成小块；橄榄去核。

2. 将煮熟的鸡蛋剥去外壳，切成小块。

3. 将所有材料放入碗中，加入橄榄油、香醋、黑胡椒碎、精盐拌匀即可。

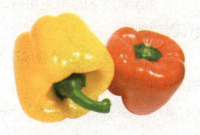

第七天　紫菜菠菜卷 + 爽口蔬菜

早餐：紫菜菠菜卷 300 克 + 牛奶 1 杯（约 250 毫升）+ 煮鸡蛋 1 个（约 60 克）+ 橙子（约 135 克）1/2 个。

紫菜菠菜卷

材料：菠菜 300 克，寿司专用紫菜两张（约 10 克），熟白芝麻 20 克。

调料：葱末、蒜末、酱油各 3 克，香油两克。

做法：

1. 将菠菜洗净，放入沸水中焯 30 秒钟后捞出凉凉，切成小段，控干水分。

2. 用紫菜卷起菠菜段，切成小段。

3. 将熟白芝麻、葱末、蒜末、酱油、香油混合搅拌均匀，制成蘸料。

4. 将紫菜菠菜卷放入盘中，搭配蘸料食用即可。

晚餐：爽口蔬菜 400 克 + 全麦面包 1/2 片（约 18 克）+ 开心果 20 克。

爽口蔬菜

材料：红甜椒、黄甜椒、黄瓜、胡萝卜各 80 克，西芹 1 根，红生菜、绿生菜各 50 克。

调料：千岛酱 50 克。

做法：

1. 将所有蔬菜洗净，红甜椒、黄甜椒、黄瓜、胡萝卜切成均匀的条状，西芹切段。

2. 将红生菜、绿生菜叠放在盘子一侧，整齐摆放西芹，在其表面摆上各种蔬菜条。

3. 在蔬菜条上均匀地淋上千岛酱即可。

注：可根据具体食用量，同比例调整食谱中食材的用量。

第一天　虾仁炝西蓝花 + 醋熘藕片

早餐：虾仁炝西蓝花 200 克 + 玉米粥 1 碗（玉米 25 克）+ 热牛奶 1 杯（100 毫升）+1 块带皮西瓜（约 250 克）。

虾仁炝西蓝花

材料： 西蓝花 100 克，虾仁 100 克。

调料： 花椒 5 克，精盐、鸡精、香油各 3 克。

做法：

1. 将西蓝花洗净，切成小块；虾仁洗净，去虾线。

2. 在锅中加入适量水，加入精盐、鸡精、花椒，水烧开后放入虾仁焯熟，捞出沥干水分。

3. 在同一锅中加入西蓝花，焯水后捞出沥干水分。

4. 将焯好的虾仁和西蓝花放入碗中，加入香油拌匀即可。

晚餐：醋熘藕片 350 克 + 煮带皮红薯 1 根（约 100 克）。

醋熘藕片

材料： 鲜藕 300 克，芹菜 50 克。

调料： 葱花、酱油、醋、精盐、高汤各适量，植物油 4 克。

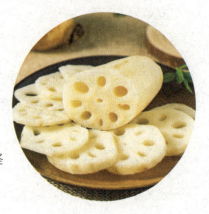

做法：

1. 将鲜藕去皮，洗净，切片；芹菜择叶洗净，切碎备用。

2. 炒锅注植物油烧热，下入葱花煸炒出香味，放入藕片翻炒，加入酱油、醋、精盐、高汤，烧至熟透入味，撒入芹菜碎翻炒均匀即可。

第二天　南瓜柚子牛奶 + 菠菜拌绿豆芽

早餐：南瓜柚子牛奶 300 克 + 煮鹌鹑蛋 6 个 + 全麦面包 1 片（约 40 克）+1 个猕猴桃（约 90 克）。

南瓜柚子牛奶

材料：柚子 100 克，南瓜 150 克，脱脂牛奶 400 毫升。

调料：蜂蜜适量。

做法：

1. 将柚子去皮，切成小块；南瓜去皮、去子，切成小块。

2. 将柚子块和南瓜块放入榨汁机中，加入脱脂牛奶，启动榨汁机，打成泥状。

3. 将打好的泥倒入搅拌杯中，加入适量蜂蜜，搅拌均匀即可。

晚餐：菠菜拌绿豆芽 300 克 + 玉米粥 1 碗（玉米 25 克）+ 酱牛肉两片（约 30 克）+ 脱脂原味酸奶半杯（约 100 毫升）+ 带皮苹果 50 克。

菠菜拌绿豆芽

材料：菠菜 200 克，绿豆芽 100 克。

调料：精盐、芥末酱、醋、芝麻油、鸡精各适量。

做法：

1. 将菠菜去根，洗净，放入沸水中焯透，切成小段；绿豆芽洗净烫熟。

2. 在碗中加入菠菜段和绿豆芽，加入精盐、芥末酱、醋、芝麻油和鸡精，拌匀即可。

第三天　苦瓜番茄玉米汤＋金针菇拌鸡丝

早餐：苦瓜番茄玉米汤（苦瓜 120 克、番茄 50 克、带棒心玉米 80 克）250 克＋全麦面包 1 片（约 40 克）＋牛奶 1 杯（100 毫升）＋小猕猴桃 1 个（带皮重约 90 克）。

苦瓜番茄玉米汤

材料：苦瓜 100 克，番茄 50 克，玉米半根。

调料：精盐 3 克，鸡精两克。

做法：

1. 将苦瓜去瓤，洗净，切成小块；番茄洗净，切成小块；玉米切成小段。

2. 在锅中加入适量水，加入苦瓜、番茄和玉米，煮开后转小火，煮约 15 分钟。

3. 加入精盐和鸡精调味即可。

晚餐：金针菇拌鸡丝 250 克＋燕麦粥 1 碗（燕麦片 25 克、沸水 200 毫升）＋蘸蛋黄全麦吐司 1 片（约 40 克）。

金针菇拌鸡丝

材料：鸡胸肉丝 150 克，心里美萝卜、金针菇各 50 克。

调料：蒜末、醋各 6 克，香油、精盐各 3 克，酱油 1 克。

做法：

1. 将鸡胸肉丝放入沸水中焯水，捞出沥干水分；金针菇洗净，切

成小段；心里美萝卜洗净，切成
细丝。

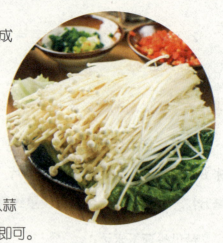

2. 在锅中加入适量水，烧
开后放入金针菇段焯水，捞出
沥干水分。

3. 在碗中加入鸡胸肉丝、
金针菇段和心里美萝卜丝，加入蒜
末、醋、香油、精盐和酱油，拌匀即可。

第四天 三丝莴笋 + 五色爽口菜

早餐：三丝莴笋 250 克 + 蒸（水煮）明虾两只（约 40 克）+
燕麦粥 1 碗（燕麦片 25 克、沸水 200 毫升）+ 酸奶 1 杯（100 毫
升）+ 樱桃 120 克。

三丝莴笋

材料：莴笋 150 克，胡萝卜 1 根，青椒 1 个，粉丝 10 克。

调料：精盐、香油各两克。

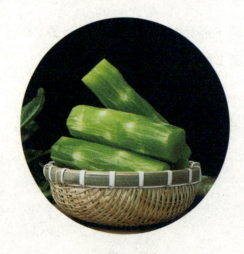

做法：

1. 将莴笋去皮，洗净，切
成细丝；胡萝卜去皮，洗净，切
成细丝；青椒去蒂和子，洗净，
切成细丝。

2. 将粉丝放入温水中泡
软，捞出沥干水分。

3. 在锅中加入适量水，烧

开后放入莴笋丝、胡萝卜丝和青椒丝焯水，捞出沥干水分。

4. 在碗中加入焯水后的三丝和泡软的粉丝，加入精盐和香油，拌匀即可。

晚餐：五色爽口菜 250 克 + 全麦面包两片（约 72 克）+ 酱牛肉两片（约 30 克）+ 蒸芦笋 10 根（约 400 克）。

五色爽口菜

材料：胡萝卜、荷兰豆、白菜心、红柿子椒、紫甘蓝各 50 克。

调料：精盐、香油各 3 克，辣椒油、鸡精各两克。

做法：

1. 将胡萝卜、荷兰豆、白菜心、红柿子椒、紫甘蓝洗净，切成丝状。

2. 在锅中加入适量水，烧开后分别放入胡萝卜丝、荷兰豆、白菜心丝、红柿子椒丝、紫甘蓝丝焯水，捞出沥干水分。

3. 在碗中加入焯水后的五色蔬菜，加入精盐、香油、辣椒油和鸡精，拌匀即可。

第五天　鸡蛋炒菠菜 + 剁椒蒸带鱼

早餐：鸡蛋炒菠菜 250 克 + 全麦面包两片（约 72 克）+ 牛奶 1 杯（200 毫升）。

鸡蛋炒菠菜

材料：菠菜 150 克，鸡蛋两个。

调料：葱末、姜末、精盐各适量。

做法：

1. 将鸡蛋打入碗中，加入精盐搅拌均匀。

2. 将菠菜洗净，焯水，切成小段。

3. 在锅中加入适量油，烧热后加入葱末、姜末煸炒出香味。

4. 加入鸡蛋液，翻炒至凝固，捞出备用。

5. 加入菠菜段，翻炒片刻。

6. 将之前炒好的鸡蛋重新放入锅中，加入精盐翻炒均匀即可。

晚餐：剁椒蒸带鱼 150 克 + 玉米粥 1 碗（玉米 25 克）+ 小草莓 12 颗（约 168 克）。

剁椒蒸带鱼

材料：净带鱼段 100 克，剁椒 30 克。

调料：料酒 10 克，葱末、姜末各 5 克，精盐 3 克。

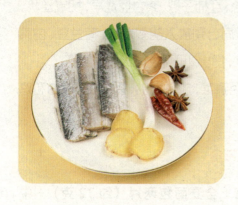

做法：

1. 准备好所有的食材。

2. 将带鱼段放入盘中，加入料酒、精盐、葱末、姜末腌制 15 分钟。

3. 在带鱼表面均匀地铺上剁椒。

4. 蒸锅中加水，烧开后放入装有带鱼的盘子，大火蒸 10 分钟即可。

第六天　鸡蛋木耳炒肉 + 紫菜豆腐汤

早餐：鸡蛋木耳炒肉 150 克 + 玉米粥 1 碗（玉米 25 克）+ 牛奶 1 杯（200 毫升）。

鸡蛋木耳炒肉

材料：猪肉丝 50 克，鸡蛋两个，水发黑木耳 100 克。

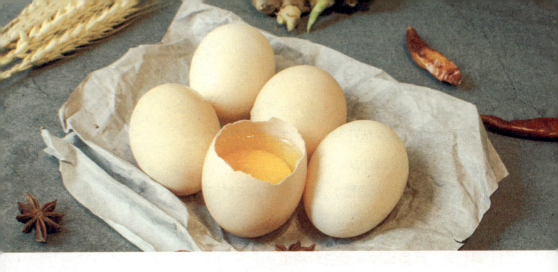

调料：葱末、姜末各 5 克，精盐 3 克，料酒 10 克，植物油适量。

做法：

1. 准备好所有的食材。

2. 将鸡蛋打入碗中，加入精盐搅拌均匀。

3. 将水发黑木耳去蒂洗净，切成小段；猪肉丝加入料酒、精盐腌制 10 分钟。

4. 在锅中加入适量油，烧热后加入鸡蛋液，用铲子翻炒至凝固，捞出备用。

5. 在锅中加入适量油，烧热后加入葱末、姜末煸炒出香味。

6. 加入猪肉丝煸炒至变色。

7. 加入黑木耳翻炒至变软。

8. 加入之前炒好的鸡蛋翻炒均匀即可。

晚餐：紫菜豆腐汤 1 碗（约 200 克）+ 全麦面包两片（约 72 克）+ 无脂原味酸奶 1/2 杯（90 毫升）。

紫菜豆腐汤

材料：免洗紫菜 5 克，豆腐 200 克。

调料：精盐、酱油、香油、胡椒粉各适量。

做法：

1. 将免洗紫菜放在温水中泡发，捞出沥干水分。

2. 将豆腐切成小块。

3. 在锅中加入适量水，烧开后放入紫菜和豆腐块，煮开后加入精盐、酱油、香油和胡椒粉调味，再次煮开即可。

第七天　芦笋鸡片 + 茭白炒鸡蛋

早餐：芦笋鸡片 200 克 + 全麦面包 1 片（约 40 克）+ 酸奶 1 杯（100 毫升）+ 苹果 1/2 个（约 105 克）。

芦笋鸡片

材料：芦笋 200 克，鸡胸肉 100 克。

调料：葱花、姜丝、酱油、白糖、精盐、鸡精、植物油各适量。

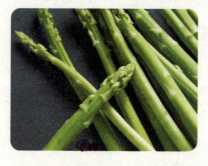

做法：

1. 准备好所有的食材。

2. 将芦笋洗净，切成小段。

3. 将鸡胸肉洗净，切成薄片。

4. 在锅中加入适量植物油，烧热后加入葱花、姜丝煸炒出香味。

5. 加入鸡胸肉片煸炒至变色。

6. 加入芦笋段煸炒至断生。

7. 加入酱油、白糖、精盐和鸡精调味，翻炒均匀即可。

晚餐：茭白炒鸡蛋 250 克 + 燕麦粥 1 碗（燕麦片 25 克、沸水 200 毫升）+ 小黄瓜 1 根（约 130 克）+ 葡萄柚 1/2 个（约 260 克）。

茭白炒鸡蛋

材料：茭白 200 克，鸡蛋两个。

调料：葱花、精盐、植物油各适量。

做法：

1. 准备好所有的食材。

2. 将茭白去皮，洗净，切成小段。

3. 将鸡蛋打入碗中，加入精盐搅拌均匀。

4. 在锅中加入适量植物油，烧热后加入葱花煸炒出香味。

5. 加入茭白段煸炒至断生。

6. 将鸡蛋液均匀地倒入锅中，用铲子翻炒至凝固，翻炒均匀即可。

老年人轻断食一周食谱推荐

注：可根据具体食用量，同比例调整食谱中食材的用量。

第一天

早餐：小米海参粥一碗 + 煮鸡蛋 1 个（约 60 克）+ 牛奶 1 杯（200 毫升）+ 樱桃 8 颗（约 80 克）。

晚餐：小米海参粥一碗 + 拌芹菜腐竹一小碟（芹菜 150 克、腐竹 20 克）+ 葡萄柚 1/2 个（约 260 克）。

小米海参粥

材料：海参 30 克，小米 60 克。

调料：葱段、姜片各适量，精盐 1 克。

做法：

1. 准备好所有的食材。

2. 在锅中加入适量水，放入葱段和姜片，烧开后放入海参，焯水

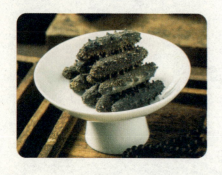

捞出备用。

3. 将小米洗净，放入锅中，加入适量水，大火烧开后转小火煮20分钟至熟烂。

4. 加入之前焯水处理过的海参，加入精盐，继续煮5分钟即可。

功效：降血压、降血脂、降胆固醇，润肠通便。

第二天

早餐：什锦糙米粥1人份 + 面包两片（约72克）+ 煮鸡蛋1个（约60克）+ 牛奶100毫升。

晚餐：什锦糙米粥1人份 + 红烧豆腐1碟（豆腐100克、油3克）+ 樱桃9颗（约90克）。

什锦糙米粥

材料：糯米、糙米各50克，胡萝卜、扁豆、菜花、猪肉丝各30克，香菇两朵。

调料：高汤500克，精盐5克，鸡精、胡椒粉各适量。

做法：

1. 将糯米、糙米分别淘洗干净，放入锅中，加入适量水煮至熟烂，呈粥状。

2. 将胡萝卜、扁豆、菜花和猪肉丝切成小丁，香菇切成小块。

3. 在煮粥的锅中加入高汤，将所有材料一起放入，加入精盐、鸡精和胡椒粉调味，用中火烧开后转小火煮至材料熟烂即可。

功效：降低胆固醇和血脂，润肠通便，润泽容颜，抗癌防衰。

第三天

早餐：芹菜香菇粥 1 人份 + 煮鸡蛋 1 个（约 60 克）+ 煮玉米 1 个（中等大小，带棒心，约 200 克）+ 草莓 3 颗（42 克）。

晚餐：芹菜香菇粥 1 人份 + 凉拌莴笋（莴笋 200 克、香油 3 克）+ 酱牛肉 1 片（约 15 克）+ 葡萄柚 1/2 个。

芹菜香菇粥

材料：大米 50 克，芹菜 50 克，水发香菇 5 朵，枸杞子 5 克。

调料：精盐 3 克，鸡精少许。

做法：

1. 将大米淘洗干净，加入适量水，放入锅中煮至滚开。

2. 将芹菜和水发香菇切成小丁，枸杞子用温水泡发。

3. 将煮至滚开的大米倒入砂锅中，加入芹菜丁和香菇丁，用中火煮至熟烂。

4. 加入精盐和鸡精调味，撒上枸杞子即可。

功效：降血压、降血脂、降胆固醇，健脾养肝，预防感冒。

第四天

早餐：油菜豆腐汤 1 人份 + 馒头 1/2 个 + 煮鹌鹑蛋 6 个 + 酸奶 100 毫升。

晚餐：油菜豆腐汤 1 人份 + 全麦面包 1 片（约 40 克）+ 葡萄柚 1/2 个（约 250 克）。

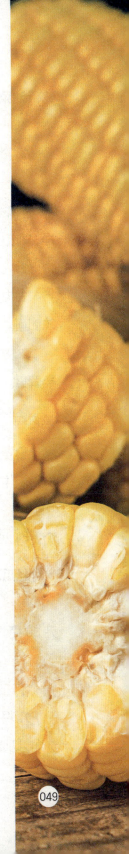

油菜豆腐汤

材料：油菜 100 克，豆腐 150 克，猪肉、鲜香菇各 20 克。

调料：植物油、葱花各适量，精盐两克。

做法：

1. 将油菜洗净，切成小段；豆腐切成小块；猪肉和鲜香菇分别洗净，切成小丁。

2. 在锅中加入适量植物油，烧热后加入葱花和猪肉丁煸炒至变色。

3. 加入豆腐块和鲜香菇丁，继续煸炒至豆腐表面微黄，加精盐调味即可。

功效：降胆固醇，补钙强身，益气和中，生津润燥，健脾利湿，清热解毒。

第五天

早餐：丝瓜山药汤 1 人份 + 全麦面包两片 + 煮熟带壳鹌鹑蛋 6 个 + 牛奶 100 毫升。

晚餐：丝瓜山药汤 1 人份 + 煮红薯 1 根（130 克）+ 葡萄柚 1/2 个（约 260 克）。

丝瓜山药汤

材料：丝瓜 200 克，山药 80 克，胡萝卜、水发海米各 20 克，干香菇 30 克。

调料：植物油 5 克，精盐两克。

做法：

1. 将丝瓜去皮洗净，切成片；山药去皮洗净，切成厚片；胡萝卜洗净，切成薄片；干香菇用水泡发，洗净后挤出水分，切成薄片；水发

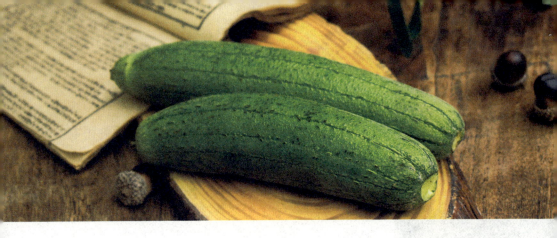

海米洗净。

　　2. 在锅中加入适量植物油，烧热后加入香菇片和水发海米煸炒出香味。

　　3. 加入丝瓜片、山药片和胡萝卜片，继续翻炒至食材断生。

　　4. 加入适量水，大火烧开后转小火煮至所有材料熟烂，加入精盐调味即可。

　　功效： 润肺止咳，强心护肾，活血凉血，润肤养颜，消炎。

第六天

　　早餐： 西芹菠菜汁1人份 + 全麦面包两片 + 煮鸡蛋1个（约60克）。

　　晚餐： 西芹菠菜汁1人份 + 全麦面包1片（约40克）+ 蓝莓15颗（15克）。

西芹菠菜汁

　　材料： 胡萝卜100克，西芹25克，牛奶150毫升，菠菜100克。

　　做法：

　　1. 将胡萝卜洗净，切成小块。

　　2. 将西芹洗净，切成小段。

　　3. 将菠菜洗净，切成小段。

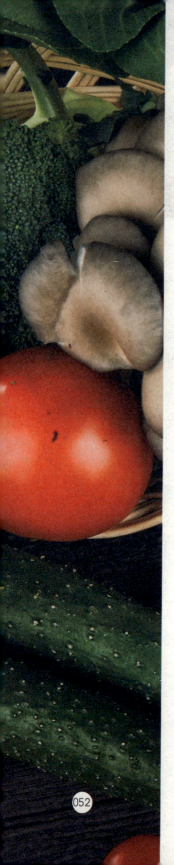

4. 将胡萝卜和西芹放入榨汁机中榨成汁。

5. 将榨好的汁倒入搅拌机中，加入菠菜和牛奶，搅拌均匀即可。

功效：降血压、降血脂，清火排毒，润肠通便，舒缓压力。

第七天

早餐：黄瓜南瓜白菜汁1人份 + 馒头两个（40克）+ 煮鸡蛋1个（约60克）+ 樱桃10颗（100克）。

晚餐：黄瓜南瓜白菜汁1人份 + 全麦面包两片（约72克）+ 煮玉米1个（中等大小，带棒心，约200克）。

黄瓜南瓜白菜汁

材料：黄瓜100克，南瓜100克，白菜80克。

做法：

1. 将黄瓜洗净，切成小块。

2. 将南瓜洗净，切成小块，放入蒸锅内蒸熟后去皮，凉凉备用。

3. 将白菜洗净，切成小块。

4. 将上述食材放入榨汁机中，加适量饮用水搅打，打好后将菜汁倒出即可。

功效：美容养颜，抗癌防皱，调节血压，利尿强心，抗血管硬化。

常见食物热量表

蔬菜类

食物	重量/克	热量/千卡	食物	重量/克	热量/千卡
白萝卜	100	21	莴笋	100	14
胡萝卜	100	43	大白菜	100	18
茄子（圆）	100	28	黄瓜	100	12
番茄	100	19	洋葱	100	39
冬瓜	100	11	韭菜	100	26
苦瓜	100	19	油菜	100	23
圆白菜	100	22	菜花	100	24
豌豆	100	313	西蓝花	100	33
荠菜	100	27	菠菜	100	24
山药	100	57	芹菜	100	14
青椒	100	23	丝瓜	100	20
茼蒿	100	21	豆角	100	34

水果类

食物	重量/克	热量/千卡	食物	重量/克	热量/千卡
苹果	100	52	葡萄	100	43
梨	100	44	桃	100	48
樱桃	100	46	柠檬	100	35
无花果	100	59	山楂	100	95

柚子	100	41
桑葚	100	49
香蕉	100	91
红枣	100	122
石榴	100	63
西瓜	100	25

李子	100	36
狝猴桃	100	56
橙子	100	48
草莓	100	32
蓝莓	100	57

肉蛋类

食物	重量/克	热量/千卡
猪肥肉	100	807
猪瘦肉	100	143
香肠	100	508

食物	重量/克	热量/千卡
鸡蛋	100	144
鸡胸肉	100	133
鸡腿	100	262

菌藻类

食物	重量/克	热量/千卡
黑木耳	100	205
香菇	100	19
银耳	100	200
金针菇	100	26

食物	重量/克	热量/千卡
海带	100	12
紫菜	100	207
蘑菇	100	252

谷薯类

食物	重量/克	热量/千卡	食物	重量/克	热量/千卡
小麦	100	317	米饭	100	116
花卷	100	211	粳米粥	100	46
小麦粉	100	344	花卷	100	214
黑米	100	333	玉米	100	112
小米粥	100	46	莜麦面	100	376
面条	100	284	薏米	100	361
烙饼	100	255	土豆	100	77
馒头	100	221	红薯	100	102

豆制品类

食物	重量/克	热量/千卡	食物	重量/克	热量/千卡
腐竹	100	459	豆腐	100	81
豆浆	100	14	豆腐脑	100	15
小豆粥	100	61	豆汁	100	10
豆奶	100	30	豆腐卷	100	203
豆腐干	100	140	素鸡	100	194
豆沙	100	243	素什锦	100	177
豆腐丝	100	201	素火腿	100	213
酸豆奶	100	67	烤麸	100	121

第 3 章
不是谁都可以进行断食的

哪类人群不宜断食

因为断食可以使人体的肠胃系统从繁忙的状态中解脱出来，可以帮助人体排毒，减少体内垃圾，所以断食对人体有一定的养生保健作用。然而这种极其普遍的自然疗法却并不适合每一个人，比如说以下人群就不适合采用断食疗法。

第一类人是糖尿病患者。糖尿病患者是否适合断食需要根据实际情况来定。非胰岛素依赖型的糖尿病患者，通常体内的胰岛素分泌不足，葡萄糖不能进入人体，在这种情况下，通过断食身体可以得到调节和改善。然而，对于胰岛素依赖型患者，特别是那些注射胰岛素已经超过五年的患者，断食可能会加重病情。

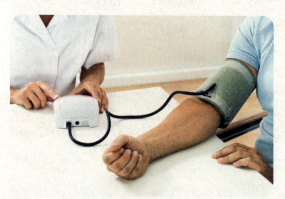

第二类人是高血压患者。轻度高血压患者适当地断食可以减少血液中的毒素，

改善血液循环，调节血压。然而，对于病史较长、有多种并发症的患者，如果在断食期间处理不当，可能会引发危险。因此，这些患者需要慎重考虑断食的风险和益处。

第三类人是有胃十二指肠溃疡或者患过胃出血的人。断食可能刺激胃黏膜，加重症状，引起疼痛、恶心、呕吐、腹泻等症状，严重时还可能导致贫血、食欲减退。因此，这些患者需要慎重考虑断食对病情的影响。

第四类人是心脏病患者。心脏病患者是否适合断食需要根据病情来决定。一般来说，轻度心脏病患者可以通过断食来改善病情，但严重的心梗或其他心脏病患者断食过程中可能会猝死。因此，这些患者需要慎重考虑断食对病情的影响。

第五类人是癌症晚期病人。这类人群不应完全依赖断食疗法，而是需要采用综合的治疗方法来改善病情。这类病人身体往往比较虚弱，免疫力较低，需要保持足够的营养来抵抗癌症。

第六类人是贫血患者。这些人选择断食疗法时需要慎重，轻度贫血患者可以尝试通过 1 ～ 3 天的不完全断食疗法来改善贫血症状，但严重贫血的人如果断食不当可能会引发危险。因此，这些患者需要在医生的指导下进行断食。

第七类人是孕妇。孕妇不能进行断食，因为这可能会对胎儿的发育造成影响。分娩未满一个月的产妇、哺乳期的妈妈，以及处于生长发育期的儿童和青少年，都应避免进行断食疗法。

另外，70 岁以上身体健康状态不佳的老人，身体过度虚弱、完全无法推动内脏自律神经的人，都不宜断食。

什么情况不宜断食

断食作为一种自然疗法，在某些情况下确实有助于改善身体状况，但并不意味着在任何情况下都适合进行断食。以下是需要关注的一些情况，可以帮助你判断自己是否适合进行断食。

第一，当男性体重不足 40 千克、女性体重不足 35 千克的时候，不宜尝试断食。这是因为这类人尝试断食的话，身体无法获得足够的能量和营养素，可能会导致身体虚弱、头晕、乏力等问题。在进行断食之前，最好先咨询医生或营养师，了解自己的身体状况和适应能力，以确保安全。

第二，普通人断食的时间不宜超过 7 天，也可选择在周末或假期进行，以免影响日常生活和工作。长时间的断食会使身体无法获得足够的能量和营养素，进而导致身体出现不健康的问题。

第三，出现意识模糊不清、无法自理的情况时，不应进行断食。这可能是身体出现严重问题或者病情恶化的表现，需要及时治疗和护理。在这种情况下，最好及时咨询医生或前往医院就诊，而不是尝试断食。

第四，长期服用某些特定药物时，不应该突然中断药物治疗进行断食。在这种情况下，最好咨询医生，了解适合自己的饮食方式和生活方式，以确保身体健康和保证药物疗效。

需要注意的是，断食并不是随时都可以进行的。在考虑尝试断食之前，首先应该了解自己的身体状况及自身的适应性，并且，需在遵循科学方法和步骤的情况下进行，防止断食对身体造成不必要的伤害。

断食前需要做哪些准备

身体准备

断食准备期是一个重要的阶段，此时你需要逐步减少对食物的摄入量，只吃素食，如蔬菜、水果、小米粥等。这个阶段通常在断食前3～5天进行，以便让身体逐渐适应低热量素食的摄入。

在断食的前3天，开始减少食物的摄入量，每天喝1杯300～500毫升的果汁，如柠檬汁，也可以吃一些水果和蔬菜，以保证身体所需的营养物质。

在断食前两天，需要继续减少食物的摄入量，早起喝1杯柠檬汁帮助身体排毒。同时，需要注意的是，严禁吸烟和饮酒，即使是微量也要杜绝。

在断食前1天，需要继续减少食物的摄入量，早上起床后喝1杯柠檬汁帮助身体排毒。此外，需要避免进食坚硬的食物，避免伤害胃黏膜。

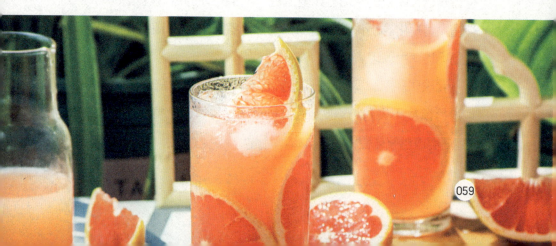

心理准备

不必急于追求效果，要善待自己，问自己是否了解轻断食，并确定是否要进行此操作。如果已下定决心，请立即行动起来！如果仍然犹豫不决，不必急于开始，否则可能难以坚持。

选择时间和方法

找到最适合自己的方法，效果不明显也不要放弃，可以换成其他断食方法，比如 5 ：2 断食法、隔日断食法、16 小时断食法等，试试不同断食法的效果。

无论哪种方法，都要确保安全有效。

断食的好处有哪些

1. 减肥

简单来说，如果在一周中选择两天进行断食，而在其余五天正常饮食，只要饮食不过量，长期坚持就能稳定地减轻体重。那么，是否有科学证据支持这种断食的减肥效果呢？

在一项为期 12 周的研究中，科学家将参与者分为两组：一组进行间歇性断食（每天只吃一顿饭），另一组进行常规饮食。结果显示，进行间歇性断食的参与者体重减轻了两千克，而常规饮食组的参与者体重没有变化。此外，间歇性断食组参与者的血压、血糖和胆固醇等代谢指标也有所改善。

我国居民肥胖率呈上升趋势，已经成为现代社会的隐忧，而科学地进行断食不失为防治肥胖症的一剂良方。所以断食不仅有助于减肥，还能改善整体健康状况。

2. 提高记忆力，预防阿尔茨海默病

断食对记忆力的影响较为复杂，涉及多个因素。一方面，断食可以促进神经元的再生和连接，提高脑功能连通性，促进干细胞产生新的神经元，这些有助于提高学习和记忆能力。另一方面，断食会诱导身体内部进入压力状态，而这种压力反应可以促进海马神经元的再生和突触可塑性，海马是维持正常学习及记忆的关键大脑区域。

据统计，全世界至少有 5000 万人受到阿尔茨海默病的困扰，我们迫切需要解决之道，因为阿尔茨海默病及其他形式的大脑认知退化，一旦患病，即使有可能减缓病情发展，也无法阻止必然的退化。病人的病情可能不断恶化，需要 24 小时照顾的时间可能长达多年。到最后，病人连自己深爱的家人都可能不认得。

断食在预防阿尔茨海默病的影响方面还需要更多的研究来证实，但是健康的生活方式确实可以降低患阿尔茨海默病的风险。

3. 改善情绪，治疗抑郁症

大家觉得间歇性断食比较容易做到，一个原因是间歇性断食对BDNF（脑源性神经营养因子）的影响。有许多长达数年的研究资料显示，BDNF 水平的提高有类似抗抑郁药物的效果，至少对啮齿动物是如此。

在一项研究中，研究员将BDNF 直接注射到老鼠的大脑中，发现效果跟按时服用典型的

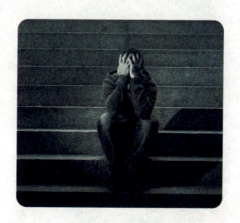

抗抑郁药物类似。另一项研究报告发现，以电击疗法治疗重度抑郁症患者之所以有效，有一部分原因是电击提高了 BDNF 的浓度。

研究者发现，一周断食两天，只要持续几周，BDNF 浓度便会上升，从而抑制焦虑感，改善情绪。

4. 控制糖尿病，降低血糖

通常医生建议健康饮食，但日常的饮食方式对血糖指标改善不明显，断食却对控制血糖效果显著。糖尿病是全球性的健康问题，近 20 年患病人数猛增。糖尿病与多种疾病有关，找到有效疗法很关键。通过调整饮食和运动，可保持正常血糖，避免糖尿病。推广断食和健康生活方式或许可以逆转糖尿病流行趋势。

5. 远离癌症

一旦癌症病情加重，人们通常采取手术、化学治疗或放射治疗等治疗方式。手术目的是移除肿瘤，而化学治疗和放射治疗主要用于消

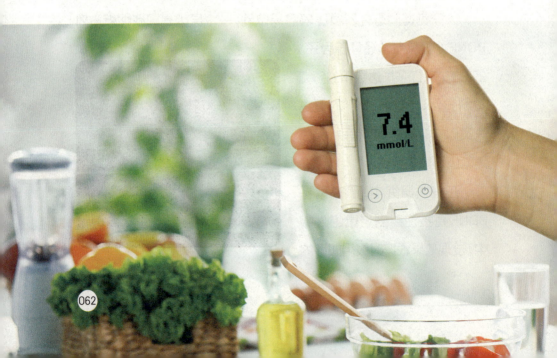

灭肿瘤细胞，但会误伤健康细胞。

断食不论时间长短，都能降低 IGF-1（类胰岛素一号生长因子）的浓度，从而降低患癌风险，但需要更多实证确认间歇性断食可降低患癌症的风险。

一项实验探究了间歇性断食可降低女性患乳腺癌的风险。实验将 107 位女性分为两组，一组为每天摄取约 1500 千卡热量的地中海式健康饮食，另一组每周总热量摄入与第一组相似，但一周中有两天仅摄取 650 千卡。6 个月后，间歇性断食组减轻的体重更多，平均在 5.79 ~ 6.49 千克，空腹胰岛素、胰岛素抵抗指数下降更多，炎性蛋白浓度显著下降，患乳腺癌的风险降低了。

相比一般减肥法，间歇性断食的优点在于能减少运送到乳房细胞的糖分，从而减少细胞分裂次数，降低癌细胞转化风险。

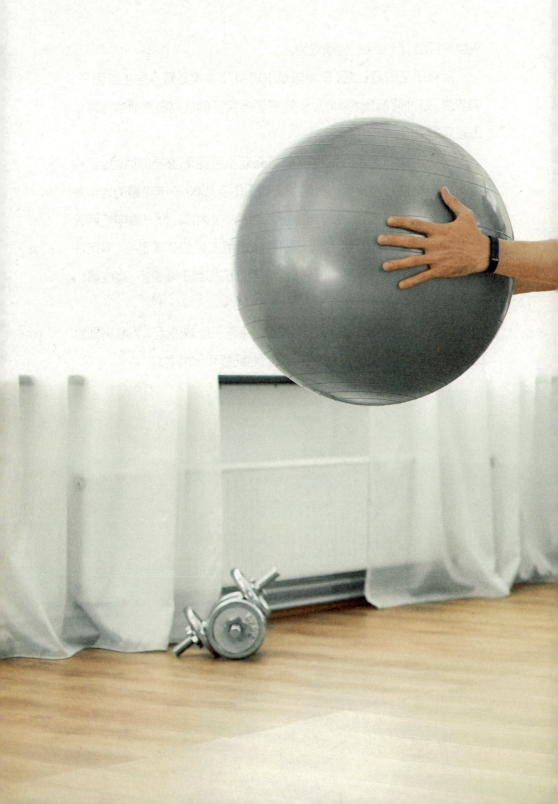

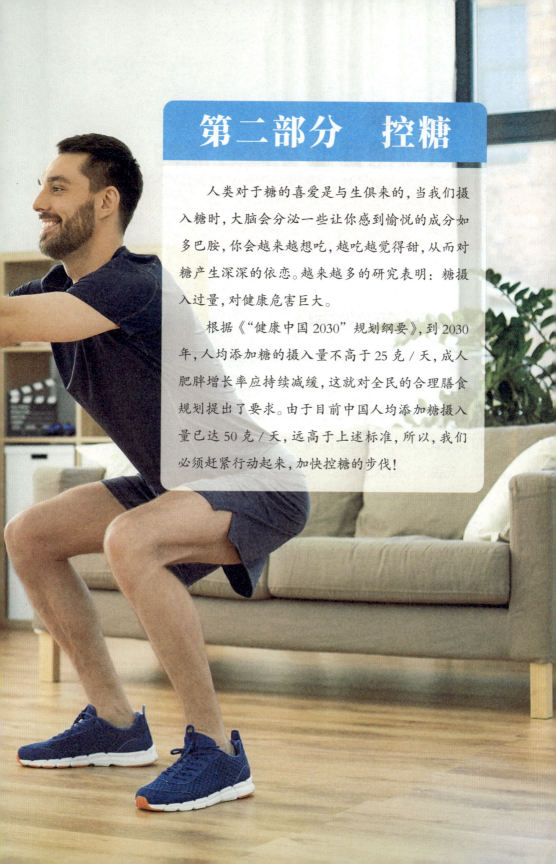

第二部分　控糖

　　人类对于糖的喜爱是与生俱来的，当我们摄入糖时，大脑会分泌一些让你感到愉悦的成分如多巴胺，你会越来越想吃，越吃越觉得甜，从而对糖产生深深的依恋。越来越多的研究表明：糖摄入过量，对健康危害巨大。

　　根据《"健康中国2030"规划纲要》，到2030年，人均添加糖的摄入量不高于25克/天，成人肥胖增长率应持续减缓，这就对全民的合理膳食规划提出了要求。由于目前中国人均添加糖摄入量已达50克/天，远高于上述标准，所以，我们必须赶紧行动起来，加快控糖的步伐！

第4章
添加糖并非身体必需的

我们为什么要限制糖的摄入 ▶

在酸、甜、苦、辣、咸这五种味道中，甜味无疑是最受大众喜爱的。事实上，在数百万年前，当人类还未发现盐的时候，蜂蜜和水果就已经存在了（有科学家发现了一亿年前的蜜蜂化石，并且上面还带有花粉粒）。因此，我们的祖先在尝到咸味之前，就已经体验到了甜味。

先说一下甜味的味觉感受。当人们品尝到第一口糖时，甜味的刺激会通过味蕾传递到脑干，再到达大脑皮层。这个过程会激活大脑的奖赏系统，促使多巴胺的分泌，从而使人感受到快乐。

在 2008 年，一些心理学和神经科学专家们进行了一项关于糖成瘾性的研究。他们持续给实验老鼠提供糖分，然后观察老鼠在停止摄取糖后的反应。结果显示，断糖后的老鼠表现出了狂躁、焦虑的状态，甚至失去了活力。

2012 年 2 月，权威专家在《自然》杂志上发表了一篇题为《糖的毒性真相》的文章，指出糖的危害远在脂肪和卡路里的危害之上。吃糖的人会越来越爱吃糖，首先，人类对糖的偏好是先天性的，因为出生后吃到的第一口母乳中就有糖。同时糖的成瘾过程与其他物质的成瘾过程有所不同,它既缓慢又隐蔽。大多数人并不会意识到糖的潜在危害,也不会特别关注自己摄入了多少糖。因此,在不知不觉中,人们可能会摄入过多的糖。

如果过度食用糖果仅仅引发上瘾问题,那还不算十分严重。真正的问题在于,糖的过度摄取会对人体健康产生不小的危害。但是,不少人对于糖的危害的认知仍停留在一个浅显的层面,比如,吃糖对糖尿病、儿童牙齿等方面有一些危害,而对其他的弊端仍是认识不足。

大量研究指出,含糖饮料是许多慢性疾病的诱因。在《循环》这一国际顶级医学期刊上发布的一篇研究报告,对 11.8 万人进行了长达 34 年的追踪。研究结果显示,含糖饮料的摄入量与早逝风险之间存在明显的正相关关系。

具体来说,每月饮用 1 ~ 4 次含糖饮料的人,其早逝风险增加 1%;每周饮用 2 ~ 6 次含糖饮料的人,早逝风险增加 6%;每天饮

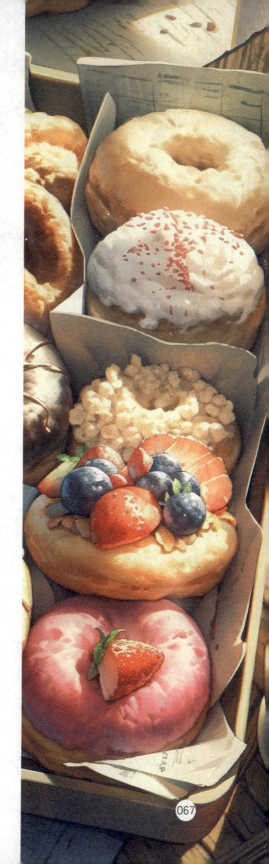

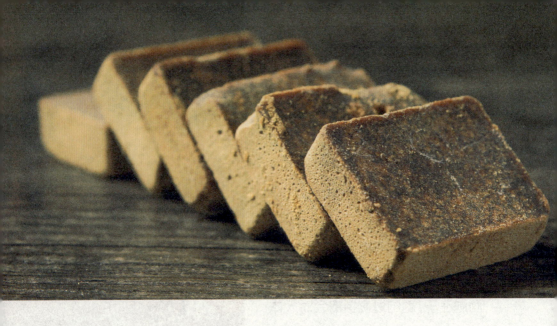

用 1 ~ 2 次含糖饮料的人，早逝风险增加 14%；而每天饮用超过两次含糖饮料的人，其早逝风险比不饮用者高出 21%。此外，每天饮用超过两次含糖饮料的人死于心血管疾病的风险上升了 31%。每增加一份含糖饮料的摄入，死于心血管疾病的风险就会增加 10%。

需要注意的是，女性在同样含糖饮料摄入量下受到的影响更为显著。研究显示，男性死亡风险增加了 29%，而女性则增加了 63%。不过，女性通常比男性更偏好甜食。糖本身并不是致癌物质，但长期的高糖摄入可能引发肥胖和胰岛素抵抗，进而导致氧化应激、内分泌紊乱和免疫功能障碍等问题。这些因素都是导致癌症的高风险因素，可能会增加人们患癌的概率。

有研究者将全球肥胖和慢性疾病人数急剧增加的主要原因归于每天过量摄入的糖分。以新西兰为例，超过 65% 的成年人有肥胖或超重问题，儿童中则有近 33% 的人属于超重范围。中国和美国是全球肥胖人数最多的国家，2022 年，中国营养学会发布数据，中国的男性肥胖人口达到 4320 万人，女性肥胖人口为 4640 万人，位居全球首位。

2017 年，据《中国儿童肥胖报告》，中国的儿童超重和肥胖率不断上升，肥胖儿童接近 4000 万人。这庞大的数字与糖摄入过多关系密切。过多的糖被添加到各种食品中，给儿童的健康造成了潜在的威胁。越来越多的孩子需要拔牙，这不仅影响他们的进食，还影响他们的外貌，甚至可能对他们的社交产生影响，并可能导致严重的牙齿畸形问题。

在新西兰的一家糖尿病医院，有近 600 名糖尿病患者因为肾功能衰竭而接受昂贵的透析治疗。这些患者患上了多种糖尿病并发症，包括心脏病、视网膜脱落、白内障等。如果他们有机会重新选择，他们表示不会再摄入过多的糖分。然而，时间不能倒流，危害也是不可逆的。在此，你可能想要了解自己是否摄入了过多的糖分。以下是一个测试供大家参考：

请回答以下 10 个问题，如果你的答案中"是"的数量少于 3 个，那么你的身体状况目前良好；如果答案是 4 ~ 6 个，你需要开始关注这个问题；如果答案是 6 个以上，建议你立即采取行动，减少糖分的摄入！

饮食习惯小测试

你是否每天都吃甜点？

你是否喜欢吃大碗盖浇饭？

你的身边是否常备糖果或点心？

你是否特别喜欢吃冰激凌，甚至在冬天也喜欢喝冷饮？

你是否喜欢吃辛辣食物？

你是否每顿饭都要吃到饱？

你是否不喜欢吃蔬菜或豆制品？

你是否经常在晚上十点后吃夜宵？

你吃饭的速度是否很快？

你是否基本不进行运动？

大多数糖都是身体不需要的

糖，它不仅是人体三大主要营养素之一，也是人体热能的主要来源。糖供给人体的热能约占人体所需总热能的 60%～70%，对于维持生理机能、恢复体力、解除疲劳，以及给大脑提供动力都起着至关重要的作用。

既然糖对身体有这么重要的作用，那么，为什么说大多数糖不是人体所需要的呢？其实，这是因为人们对于"糖"的概念出现了混淆，"糖"的概念有广义和狭义之分，广义的糖指各种可消化的碳水化合物，包括有甜味的糖和没有甜味的淀粉；狭义的糖则指日常生活中的食用糖比如，白糖、饮料加工中常用的糖浆。

本书从身体摄入的角度来区别，将糖分为自然糖和添加糖。

自然糖主要存在于天然食物中,如水果和精白米等。这些碳水食物通过转化,变成身体所需的糖,如果我们不吃这类糖,相当于把能量来源切断了,这肯定是不行的。但是不管是糖尿病患者还是正常人,吃碳水食物需要注意摄入量。举个例子,寺庙的僧人虽然吃素,但是也有些大腹便便的,可能是他们吃多了米饭、馒头等碳水食物,也有患上糖尿病的可能。所以相关研究组织建议:正常人一天摄入的自然糖量应该不多于 130 克。

　　再说添加糖,据研究,身体不需要任何添加的糖来保持健康。因为添加糖除了增加人体热量外,几乎不含其他营养素。

　　研究发现:正常人每 100 毫升血液中的葡萄糖含量应在 80 ~ 120 毫克。当糖分摄入过多时,血糖水平会升高,身体首先将其转化为肌糖原和肝糖原,储存在肌肉和肝脏中。然而,糖原的储存量是有限的,肌糖原约为 120 ~ 400 克,肝糖原约 150 克。超过这个限度的糖分会转化为脂肪并储存起来。

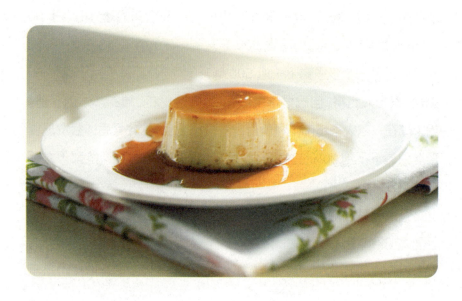

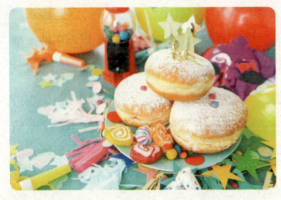

所以日常生活中，甜食吃多了会导致热量过剩，增加了饱腹感，从而影响对富含蛋白质、维生素、矿物质和膳食纤维等食品的摄入。长期如此，可能导致营养缺乏、发育障碍、肥胖等疾病。

罗伯特·勒斯蒂格是加州大学的一位儿科内分泌学家，从事儿童肥胖疾病治疗工作。他在 2009 年进行了一场名为"糖：痛苦的事实"的 90 分钟演讲。这场演讲的视频在视频分享网站上的点击量已经超过了 600 万次。勒斯蒂格在演讲中强烈地指出，现代饮食中常见的果糖是美国肥胖流行的主要因素。

在日常生活中，添加糖无处不在，比如说各类零食和碳酸饮料中都添加了大量的糖分。以一瓶两升可乐为例，其含有的糖分相当于 60 茶匙糖，大约 240 克。而一瓶 500 毫升的可乐则含有 13 茶匙糖，约 50 克。如果一个孩子喝下一瓶 500 毫升的可乐，那就相当于吃了 50 克糖。很多人觉得，自己根本就没有办法选，吃的、喝的都添加了糖。如果你在一家大型超市中将所有含糖食品全部移除，最后你会发现货架上只剩下不到 20% 的食物。而这些剩下的食物大家可能都不太感兴趣。

有人不禁会问，吃添加糖有这么多坏处，那么为什么还要往食物里面添加各种糖呢？

资深食品专家的观点是："由于糖的价格低廉，它通常被用来平衡商品的成本。"以酱汁为例，如果使用油性酱汁，生产商会利用糖汁代替一部分油，因为油的成本更高一些。除了酱汁，其他调料的情况也是类似的。因为糖的价格相对较低，可以替代其他更贵的原料。还有一点，加入糖的酱料口感更好，更容易被人们所接受。

世卫组织强烈建议在整个生命历程中减少游离糖的摄入量，将成人和儿童游离糖摄入量降至摄入总能量的 10% 以下。《中国居民膳食指南（2022）》提出：成年人每日摄入添加糖不应该超过 50g，最好控制在 25g 以下。

游离糖摄入与心血管疾病的关联

根据世界卫生组织（WHO）公布的数据，每年有 1790 万人死于心血管疾病，这意味着每 3 个死亡病例中就有 1 人死于心血管疾病。世界心脏观察站的数据进一步显示，在短短 30 年的时间里，心血管疾病的患病率几乎翻了一番，从 1990 年的 2.71 亿增加到 2019 年的 5.23 亿。

在过去的健康理念中，将少吃碳水化合物作为防控血管疾病的一

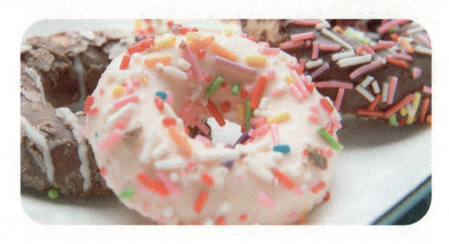

种手段。然而，科学研究已经证明，并非所有碳水化合物都与心血管疾病风险的增加有关，而碳水化合物的类型和来源更为重要。

研究发现，健康人群的糖摄入过多可能会增加心血管疾病的风险。尤其是较高的游离糖摄入量与心血管疾病的发病率和甘油三酯浓度的升高有关。

相关研究显示，人群中心血管疾病的死亡风险与添加糖的摄入量成正比。即使血糖水平未升高，过多的糖摄入也会刺激胰岛分泌更多的胰岛素以对抗血糖，并可能对脑部神经系统产生刺激，导致血压上升和心率加快，从而显著增加冠心病和脑动脉硬化等心血管疾病的发生率。这进一步增加了心肌梗死和卒中等心血管疾病的急性发作风险，严重威胁患者的生命安全。

根据研究数据，每日摄入总能量中游离糖的占比每增加 5%，心血管疾病的风险就会上升 7%。具体而言，心脏病风险会增加 6%，而卒中风险会增加 10%。

这提示我们，合理选择碳水化合物的类型和来源对于维护心血管健康至关重要。这意味着，通过在日常生活中将游离糖替换为非游离糖并增加膳食纤维的摄入，可以降低患心血管疾病的风险。此外，增加膳食纤维和全麦食品的摄入还有助于改善心脏代谢的风险指标，如肥胖和血压。这些措施对预防心血管疾病有积极的影响。

果糖就是健康糖

果糖是一种单糖，与葡萄糖和半乳糖一样，是人体可以直接吸收的糖。其甜度是蔗糖的 1.73 倍，被誉为最甜的天然糖。

在自然界中，果糖主要来源于水果和蜂蜜，例如，苹果、梨、葡萄、西瓜、香蕉、菠萝等水果中都富含较高的果糖,蜂蜜中的果糖约占总糖量的 40%。

在日常生活中,比如说吃一个苹果,里面的果糖会伴随纤维、维生素和矿物质一起进入身体,这就像是带着一群好朋友一起来参加聚会。水果中的纤维能帮助减缓糖分吸收,让血糖不会迅速上升。

有研究表明,适量的果糖摄入有助于提供能量、促进肠道健康和增强免疫力。在正常的饮食中,即使按照推荐的最大量来摄入水果,日常的果糖摄入量也不会构成健康威胁。然而,随着果葡糖浆的获取变得越来越容易,我们摄入的并非天然果糖,而是工业化生产的果糖。工业化生产果葡糖浆的方式是先加工玉米提取淀粉,再用玉米淀粉水解出葡萄糖,之后用葡萄糖果糖异构酶把部分葡萄糖变成果糖,得到果葡糖浆。

过去认为,使用果糖代替白砂糖,在相同甜度下可以减少热量摄取,且其血糖指数很低,在预防及控制糖尿病上较佳。但是随着科学研究的不断深入,越来越多研究表明,过多摄入果糖对人体非常有害。

果糖与其他糖的主要区别在于,它更容易导致肥胖。以葡萄糖为例,当食用一定量后,消化道会与大脑共同发出"停止进食"的信号。然而,同为糖,果糖却不会发出"停止进食"的信号。而且果糖是单糖,它无须经过身体的消化过程,可以直接被吸收和代谢。尽管果糖和葡萄糖的分子结构相同,但它们在身体中的代谢互不干扰。即使葡萄糖已经发出"饱腹"的信号,也不会影响果

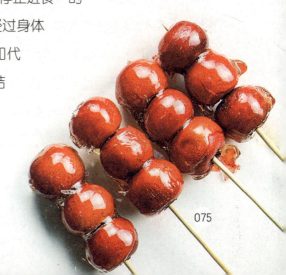

糖的摄入。因此，我们很容易摄入过量的糖。

更令人担忧的是，有研究发现，尽管果糖对血糖的影响较小，但它会在肝脏中不断促进脂肪的合成。而且，果糖只能由肝脏代谢，这就意味着我们无法通过其他方式加快果糖的代谢速度。

近十年来，果糖对人体健康的危害逐渐受到关注。它不仅是唯一已知能升高尿酸的碳水化合物，还会引发胰岛素抵抗，影响尿酸的排泄。在肝脏中，果糖的代谢过程会消耗大量的三磷酸腺苷，转化为嘌呤基，从而导致尿酸升高。此外，果糖还可能增加患痛风的风险，研究显示，每天摄入两杯含果糖饮料的人患痛风的风险比普通人高出 1.85 倍。

对于血糖水平较高的人群，果糖的摄入可能会引发胰岛素抵抗，这是糖尿病的主要风险因素。胰岛素抵抗会导致血糖无法被有效利用，而高果糖饮食则可能进一步增加 2 型糖尿病的发病风险。

除了对糖尿病的影响，果糖还可能对心血管系统造成严重危害。果糖会增加血液中甘油三酯和低密度脂蛋白（即"坏胆固醇"）的含量，同时降低高密度脂蛋白（即"好胆固醇"）的水平，这些都是导致动脉粥样硬化和冠心病的风险因素。

此外，果糖还可能导致血压升高，而高血压是心脏病和卒中的重要危险因素。研究还发现，高果糖饮食与心脏病的死亡率增加有关。因此，对于血糖水平较高的人群，应特别警惕果糖的摄入，以维持自身的健康。

对于减脂期的人，吃水果时可能会担心糖分过高。其实，是可以适量摄入水果的。因为尽管水果中的果糖比含糖饮料要少得多，但是同时摄入的纤维、维生素、矿物质和抗氧化剂都会减缓吸收。因此，在减脂期可以选择糖度较低的浆果类水果，或者少吃水果，多吃蔬菜。蔬菜富含膳食纤维、维生素、矿物质等营养成分。

葡萄糖不是营养品，多吃无益

葡萄糖又称为玉米葡糖、玉蜀黍糖，是自然界分布最广且最为重要的一种单糖，它是一种多羟基醛。纯净的葡萄糖为无色晶体，有甜味但甜味不如蔗糖，宜溶于水，微溶于乙醇，不溶于乙醚。水溶液旋光向右，故亦称"右旋糖"。

葡萄糖在医疗领域中的应用非常广泛，主要用于为高热、脱水、昏迷或无法进食的患者提供必要的能量和水分。由于葡萄糖能够迅速被身体吸收并利用，医疗人员、运动员以及普通人常常将其作为快速补充能量的手段。为了方便使用，葡萄糖通常被制成溶液剂型，以便通过注射的方式给予患者，特别是对于无法正常进食的患者，这种补充方式尤为重要。

很多人会觉得，葡萄糖不必经过消化步骤，直接就可以被吸收而进入血液，对身体一定更有益，于是在运动健身期间利用口服葡萄糖，减少其他食物的摄入。葡萄糖作为短期的能量补给是可以的，但是经常补充葡萄糖却对健康有所影响。

首先，长期口服葡萄糖会使人体的肠胃产生依赖性，导致正常的消化功能减退。因为人体小肠长期直接吸收葡萄糖，肠道正常分泌淀粉酶和其他消化酶的功能就会发生退化，从而影响对其他食物的正常消化和吸收，容易造成营养不良及免疫力下降等问题。

其次，过多的糖分在人体内合成糖原的过程中，需要钾离子的参与。血液中的钾离子会随着葡萄糖进入细胞内，导致血清钾减少。而钾是人体不可缺少的常量元素，主要功能是维持体液酸碱平衡，参与能量代谢以及神经冲动的传递。当血钾偏低时，人就会出现一系列不适症状。

再次，如果使用的医用葡萄糖浓度没有得到适当的稀释，比如在做糖耐量试验的研究中，或在临床进行护理观察中，就发现有不少受试者于口服葡萄糖后出现不同程度的不良反应，如恶心、呕吐、泛酸、胃肠不适、胃痛、饥饿感、头晕、头痛、心慌、出汗、乏力等。个别受试者甚至出现较为严重的不良反应。

最后，一些特殊情况下的人群也应禁用葡萄糖。例如，糖尿病酮症酸中毒未控制者、高血糖非酮症性高渗状态患者、葡萄糖半乳糖吸收不良症患者都应禁忌使用葡萄糖，更别提长期使用了。胃大部分切除者口服高浓度的糖容易出现倾倒综合征。

人造甜味剂适合减重减脂吗

在减肥群体中，选择饮食物时都会非常关注里面的糖分和热量，尽量规避高热量和高糖分的食物。但是对于偏好甜味的减肥者来说，一点儿"甜头"都不尝，确实是一件难以忍受的事。因此，人造甜味剂成了一个受欢迎的替代品，因为人们认为这些甜味剂可以代替白砂糖，从而减少热量摄入并帮助减肥。

然而，人造甜味剂真的是蔗糖的安全替代品吗？实际上，自从甜味剂问世以来，其安全性问题就一直备受关注。

首先，让我们来了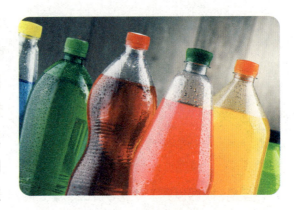解一下什么是人造甜味剂。人造甜味剂是通过化学合成得到的甜味剂，它不含热量，只需要少量就能达到相当的甜度，因此，常被用于"零热量"和"零糖"的产品中。甜味剂大致可以分为几类，其中人造甜味剂属于"非糖类甜味剂"。常见的人造甜味剂有阿斯巴甜、安赛蜜、三氯蔗糖等，它们可以应用于各种食品中，如果汁、运动饮料、咖啡、果冻、糖果和点心中。

现在，我们谈一下人造甜味剂是否致癌的问题。尽管有些人担心人造甜味剂可能引发癌症，但是当前使用的人造甜味剂和其他食品添加剂已被证实是安全的，包括可能的致癌性。安赛蜜和三氯蔗糖的使用标准是根据假定对健康无不良影响的每日可接受摄入量（ADI）制定的。虽然阿斯巴甜的使用没有明确的标准，但 2011 年的一项调查显示，人均摄入量低全 ADI 的 0.001％。然而，需要注意的是，任何食物，包括人造甜味剂，如果摄入过量都会对健康产生影响。因此，在使用时要注意摄入量。

关于人造甜味剂是否适合减脂，这个问题目前争论是比较多的。

持反对态度的理由是人工甜味剂的摄入可能会对个体的味觉产生影响。如果经常摄入高度甜味的饮食物，人的味觉可能会变得偏好更甜的食物，从而导致摄入过多的糖分和能量。还有研究者推测人工甜味剂会使人变得更加饥饿。

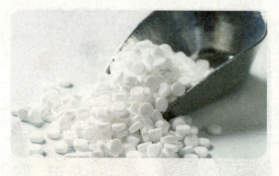

持支持观点的理由是，通过实验发现，将参与者的食物用人工甜味剂替换糖之后，饥饿感会减少，摄入的热量也会随之减少。

但是，根据世界卫生组织2023年5月发布的指南，并不建议使用人造甜味剂来控制体重。因为虽然有短期摄入有效的报告，但长期摄入则与2型糖尿病、心血管疾病和死亡率上升的风险有关。该指南强调了减少一般含糖饮食物的重要性，同时强调我们不应用人造甜味剂代替含糖食物，而应减少摄入糖分。

因此，客观来说，在必要时使用它们，而不是每天使用。例如，当我们想要品尝美味的蛋糕时，又试图不过多摄入糖分，可以选择含有人造甜味剂的替代品。这些替代品包括低热量、低糖分的食品。这样，我们既能满足摄入甜食的欲望，又不会因此产生负罪感，从而轻松地保持心情愉快并实现减肥目标。

此外，当我们在烹饪需要大量糖分调味的食物时，人造甜味剂也是一个不错的选择。比如，3匙糖含有106卡①和26.8克糖。然而，使用少量的人造甜味剂就可以将这些热量和糖分降低。

总的来说，虽然人造甜味剂可以帮助我们减少热量和糖分的摄入，但我们不应该过度依赖它们。如果我们想用人造甜味剂来达到减

①卡：1卡合4.186焦耳。

肥的目的，我们也需要仔细检查自己是否已经摄入过多的糖分。合理的饮食结构和合理的进食顺序，是保持健康的重要方式之一。

光吃水果不能减肥

作为自然界中的一种植物果实，水果为人们提供了大量的维生素、糖分、膳食纤维，以及各种微量元素等营养成分。在健康饮食中，水果占据着无可替代的重要地位。

根据中国营养学会的推荐，每天摄入适量的水果（200 ~ 300 克）对促进人体健康具有积极的作用。水果中的抗氧化物质和维生素能够滋养皮肤、增强免疫力、预防多种疾病。同时，水果富含的膳食纤维有助于提升新陈代谢，对消化系统也十分有益。

很多人觉得用水果代餐可以减肥，自认为光吃水果可以降低热量的摄取，不运动也能越来越瘦。事实上，不少人采用水果代餐减肥后，不仅没有起到减肥的作用，反而身体健康越来越差，最后不得不停止减肥，随后体重就开始反弹，这到底是为什么呢？

其实，只吃水果会导致糖和热量摄入过量。因为水果的热量并非

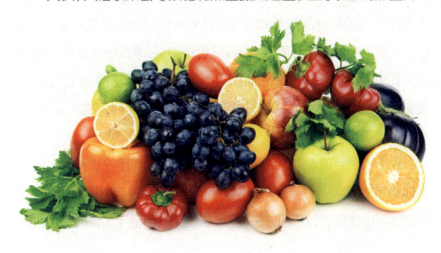

我们想象的那样低，大多数水果的主要热量来源是糖分，包括葡萄糖、果糖和蔗糖。这些糖分都会通过代谢被转化为热量，尤其是果糖，只能通过肝脏代谢，而且可代谢的量有限，多余部分只能转化为脂肪，并储存在肝脏中。

以西瓜为例，一个重 5 千克的薄皮西瓜，其瓜瓤重量约为 3.5 千克。通常，甜度较高的西瓜含有约 8% 的糖分，这意味着 3.5 千克的瓜瓤中含有约 280 克的碳水化合物。比较之下，一碗白米饭（包括 100 克大米和烹饪时的水分，总重约 230 克）大约含有 75 克的碳水化合物。所以，一个 5 千克的薄皮西瓜相当于 4 碗米饭。对于大多数女性来说，一餐吃掉两碗米饭可能有些困难，但吃掉半个西瓜却相对轻松。

不同的水果，热量也存在差别。比如 100 克的苹果，它的热量只有 100 克米饭的 50%，100 克火龙果的热量是米饭的 60%，而 100 克榴梿的热量是米饭的 3.5 倍。我们在前面也提到了，过量摄入果糖，会对身体造成诸多伤害。

还需要注意的是，减肥的时候只吃水果，可能会导致人体某种营养素缺失。多数的水果中都富含维生素 C 和钾，然而，维生素 B₁、铁和锌等元素的含量却相对较少。在减肥过程中，如果仅把水果作为食物的主要来源，可能会引发蛋白质摄入不足。长期采用这种减肥方法，可能会导致身体蛋白质流失、新陈代谢率下降、营养不良、贫血以及免疫力下降。

对于初次使用水果代餐减肥的人而言，他们可能在短时间内会感觉体重下降很快，但是这种效果并不能长久。因为我们只吃水果，会导致体内的蛋白质消耗和流失，而蛋白质在体内是与大量的水分结合的，因此，身体内蛋白质损失后，水分也会跟着流失。这就给初次水果代餐的人一种体重减轻的错觉，所以，一旦恢复正常饮食，就很容易出现反弹现象。

那吃水果对减肥一点作用也没有吗？这么说也不对，因为只要我们合理安排饮食，水果也能辅助我们科学健康地减肥。

给大家一个建议，可以在饭前 30 ～ 40 分钟先食用一些水果。这是因为饭前摄入的水果可以增强饱腹感，从而减少进餐时的食量，如果每餐摄取的热量均有所下降，自然有辅助减肥的作用。

还有一点，水果所含的果糖能够降低身体对热量的需求，进餐时对脂肪性食物的需求就会减少，从而减少了食量，间接阻碍了体内过多脂肪的堆积。接着，可以减少正餐主食的摄入量，并同时正常食用富含蛋白质的食物。但是需要注意，我们在前面也提到过，果糖摄入不可过量，否则对健康损害较大。

减肥时，选择什么样的水果也非常重要。研究结果表明，苹果、柠檬、李子、樱桃、柑橘类等血糖指数较低，是减肥者的较佳选择。

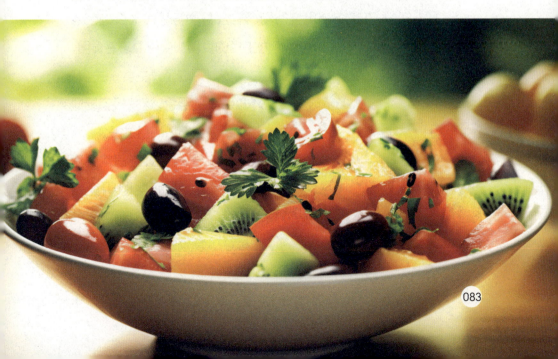

第 5 章
日常生活的控糖窍门

主食 + 薯类搭配，堪称高碳水、高糖分炸弹

　　我们一日三餐都离不开主食，主食也是每天获取热量的主要来源。以大米为例，其碳水化合物含量约占 70%。这类食物在为我们提供热量的同时，给身体带来的负担相对较小，因为其脂肪和蛋白质含量较低，产生的废物较少。此外，主食还富含 B 族维生素、矿物质和膳食纤维等营养素。因此，我们建议每个人都要确保每天摄入一定量的主食。

　　许多人知道，在减脂期用全谷物、薯类、豆类等替代米饭、馒头。然而，在日常生活中，有许多可以作为主食的食物却误作为菜肴食用，

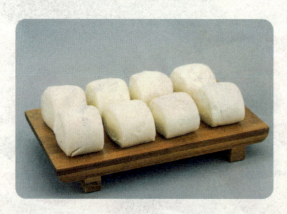

形成了"主食 + 主食"的组合，这就极容易导致摄入热量过多。

　　那么，在日常生活中，有哪些明明能当主食，却被做成菜的食物呢？

1. 红薯

红薯中碳水化合物的百分比显著高于其他食物，因此，其味道偏甜，这也是"甘薯"这个名称的来源。根据统计，每100克的红薯

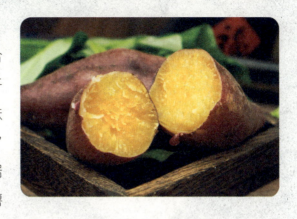

中大约含有20.71克的碳水化合物。如果将红薯制作成拔丝红薯或红薯焖鸡块作为主食食用，那么体重增加将会是一种必然的结果。

然而，如果将红薯作为米面的一部分来替代，实际上有助于控制体重的增长。此外，红薯含有丰富的 β – 胡萝卜素、维生素 C、维生素 B_6、钙、钾，以及膳食纤维等营养元素，经常食用对眼睛和皮肤的健康也有一定的益处。

需要注意的是，红薯进入肠胃后会产生大量的二氧化碳，这可能会导致腹胀和打嗝儿等不适症状。因此，建议每天的食用量控制在100 ~ 200克，不宜过量食用。对于脾胃虚弱、容易泛酸的人以及糖尿病患者来说，更需要控制红薯的摄入量。

2. 南瓜

南瓜作为一种红黄色系的蔬菜，是类胡萝卜素的良好来源。它的热量并不高，每100克南瓜中碳水化合物含量为5.3克，同时含有B族维生素、维生素 E、镁、钙、磷和钾等维生素和矿物质，以及丰富的膳食纤维。

从口感和饱腹感的角度来看，南瓜确实可以作为主食食用。然而

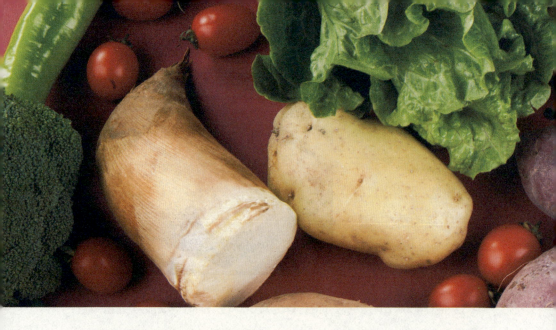

需要注意的是，南瓜的血糖指数相对较高，相较于其他主食，其碳水化合物含量较低。因此，如果将南瓜作为主食，需要谨慎控制热量摄入。

　　将南瓜用于烹饪菜肴，当然是可以的。但鉴于南瓜的碳水化合物含量与其他蔬菜相比仍然偏高，因此，建议在食用时适量减少米饭等主食的摄入量。

3. 土豆

　　土豆，作为一种薯类作物，其淀粉含量通常在 14% ~ 20%。这一比例在蔬菜中属于较高水平，与米饭的淀粉含量非常接近，因此，具有极强的饱腹感。但是，土豆也因其吸油的特性而备受争议。如果将其制作成酸辣土豆丝、干锅土豆片等菜品，可能会使其变成"热量炸弹"。如果再加上精米白面等主食一起食用，那么热量摄入就更容易超标了。

　　因此，当我们食用土豆时，必须相应地减少精米、白面的摄入量。对于已经患有高脂血症、糖尿病等慢性疾病的人来说，最好在烹饪时采用蒸、煮等方式，避免使用需要大量油脂的煎、炸、炒等方式。

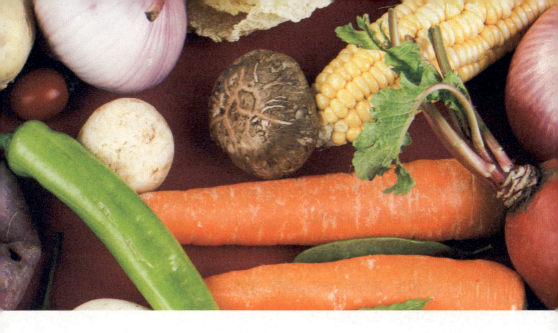

4. 山药

山药其实和土豆、红薯一样也属于薯类，淀粉含量很高。但是，和大米、面条、馒头等精制主食相比，山药中的膳食纤维含量更多，食用后饱腹感更强，而且它是一种低血糖指数的食物，用它替换部分主食，对于减肥、平稳血糖是不错的选择。

另外，不同品种的山药之间差异较大。如果想用它来做菜，那建议选择个体粗大、外表光滑、直筒状的脆山药，其水分含量高，口感脆爽。

而细长、弯曲、外表有毛刺的铁棍山药，淀粉含量多，营养价值也比菜山药高，如果想吃得饱、补营养，记得选铁棍山药。

5. 莲藕

莲藕的口感清甜，是制作桂花糯米藕和莲藕排骨汤等美食的主要原料。此外，莲藕富含营养，每 100 克约含有 44 毫克维生素 C、40 毫克钙、4.9 克膳食纤维，以及丰富的维生素 B_{12}、钾、铁等物质，因此，被誉为"平价滋补品"。

莲藕的另一个特点是淀粉含量高，尤其是粉藕，其淀粉含量通常在 10% ～ 20%，所以说莲藕是一种可以作为粮食类主食食用的蔬菜。

如果当天的菜单中有莲藕，建议相应减少米饭、馒头等主食的摄入量，特别是糖尿病患者等需要严格控制热量摄入的人更需要注意，以避免对血糖产生不利影响。

6. 豆类

红豆、绿豆、鹰嘴豆、豌豆、蚕豆，这些豆类的淀粉含量相当高，因此，它们都可以作为主食食用。

将豆类作为主食有许多优点。首先，豆类中富含其他谷类蛋白质所缺乏的赖氨酸。在煮米饭时加入一把红豆、豌豆或蚕豆，可以提高米饭的营养价值。此外，这种饮食习惯有助于维持人体的免疫功能，并保护皮肤和头发的健康。另外，豆类的血糖指数通常要远低于其他谷物，因此，将它们作为主食食用还有利于控制体重。

蛋白质：健康减重的关键因素

我们都知道优质蛋白的重要性。这类蛋白质的氨基酸模式与人体的需求非常接近，因此，它们在人体内可以被更好地吸收和利用，营养价值较高。动物蛋白如鸡蛋、牛奶、畜肉类和鱼类，植物蛋白如大豆蛋白，都是优质蛋白质，能维持我们的身体健康，促进儿童的生长发育，对控制和保持健康的体重也起着至关重要的作用。下面介绍了蛋白质摄入对于减脂、减重的五个主要作用。

一、改变调节体重激素

在许多人的观念中，减轻体重仅仅意味着让摄入的热量少于消耗的热量。这样的理解并不算错，但需要更全面地考虑。事实上，体重的变化与大脑的调节是紧密相连的。在大脑内，下丘脑这一关键区域控制着许多重要的生理功能，如体温调节、血糖控制、水分平衡、脂肪代谢、饮食习惯、睡眠模式、性行为、情绪反应，以及多种激素的分泌。此外，它还协调自主神经系统对各种内外刺激的应答。

对于大脑而言，激素的变化是体重调节的重要信号。例如，当摄入蛋白质时，饱腹感激素（如肽YY和胆囊收缩素）的水平会增加，而饥饿激素的水平则会降低。通过用蛋白质替代碳水化合物和脂肪，可以减少饥饿激素的产生，增强饱腹感，这也是蛋白质在减肥过程中的重要作用之一。因此，要实现有效的减重，除了关注摄入和消耗的热量平衡外，还需要考虑大脑对食物成分的反应和激素调节的重要性。

二、食物热效应的重要性

食物热效应是指因进食而引起能量消耗增加的现象。概括来说，就是人体在摄食过程中，除了夹菜、咀嚼等动作需要消耗能量外，对食

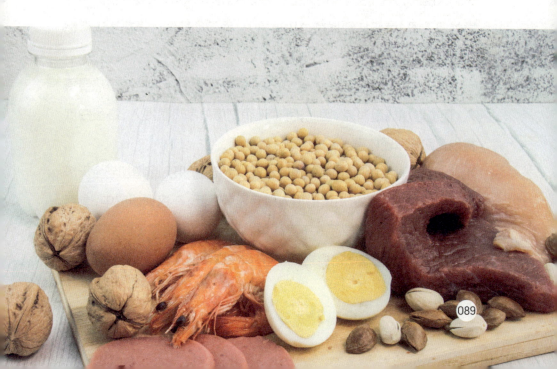

物中的营养素进行消化吸收及代谢转化，还需要额外消耗能量。

人体需要的三大宏量营养素分别是碳水化合物、脂肪和蛋白质。其中，脂肪的食物热效应占热能的 4% ~ 5%，碳水化合物的食物热效应占 5% ~ 6%，蛋白质类食物热效应占据了 30% ~ 40%，可以看出蛋白质类食物热效应是最高的。如果蛋白质类食物热效应为 30%，那么每 100 千卡的蛋白质最终只有 70 千卡能够进入我们的体内，其余的 30 千卡在消化和吸收的过程中被消耗掉了。

这是因为消化蛋白质需要更多的胃液，从而使我们的身体燃烧更多的热量。此外，蛋白质分解后产生的氨基酸在体内需要一定能量来代谢。因此，与其他营养素相比，我们消化蛋白质所需的能量更多。

三、蛋白质会降低食欲

蛋白质在抑制饥饿感方面具有重要作用，因为当没有饥饿信号传递到大脑时，人们会自然地减少食物摄入。这意味着，只要保持高蛋白质的摄入量，就能持续地减少热量摄入，而无须精细计算热量或严格控制分量。

蛋白质在热量摄入与消耗中起着关键作用。它不仅能减少热量摄入，还能增加热量消耗。因此，即使没有刻意限制热量摄入，高蛋白饮食也有助于减轻体重。

一项针对 19 名超重者的研究表明，当蛋白质摄入量增加到全天热量摄入的 30% 时，总热量的摄入量会显著降低。在这项研究中，参与者在 12 周内平均减掉了 5 千克体重。这项研究仅调整了饮食中蛋白质的比例，而未限制任何食物，表明高蛋白饮食确实有助于减轻体重。

此外，较高的蛋白质摄入量还有助于防止体重反弹。在一项研究中，适度增加蛋白质摄入量有助于抑制减肥后的体重反弹。这表明，蛋白质不仅有助于

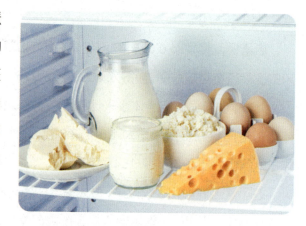

减轻体重，还有助于长期保持健康体重。

四、充足的蛋白质帮助增加肌肉

充足的蛋白质摄入能增加肌肉量，从而提高基础代谢率。这对于正在减肥的人来说尤为重要，因为一般的节食会导致肌肉流失，进而使基础代谢率下降，更容易反弹。而对于消瘦的人来说，增加肌肉量可以增强体质。当然，有了健康的肌肉，还可以提高运动消耗脂肪的能力，与运动减肥相辅相成。

五、男女蛋白质摄入量

对于男性来说，蛋白质的推荐摄入量（DRI）为每天 56 克；而对于女性来说，这一推荐量则为每天 46 克。这个标准是为了预防蛋白质缺乏症的出现，但如果你的目标是减重或增肌，那么这个摄入量可能并不够。在多数关于蛋白质与减重的研究中，蛋白质的摄入量通常以热量占比的形式来描述。部分研究甚至提出，为了更有效地减轻体重，蛋白质在饮食中的热量占比应达到 30%。

计算方法如下：

热量摄入量乘以 0.075，可得到蛋白质的摄入量。以每日 2000 千卡的饮食热量需求为例，应摄入 2000 × 0.075 = 150 克蛋白质。

此外，也可根据自身体重来计算蛋白质摄入量。通常建议每千克体重的每日蛋白质摄入量为 1.5 ~ 2.2 克，一个 70 千克的人每日所需摄入的蛋白质在 105 ~ 154 克。

为了最佳消化和吸收效果，每天摄入的蛋白质量最好能够均匀分配到每餐中。切勿在一餐中摄入全天所需的蛋白质，这样会对身体的消化和吸收产生不良影响。

脂肪：并非诱发肥胖的真正原因

脂肪，作为我们日常生活中不可或缺的食物成分之一，虽然我们对其十分熟悉，但对其深入的了解却并不多。因为长胖、长肉都是脂肪堆积，所以脂肪成了肥胖的代名词，只要一提到脂肪，人们就会联想到发胖。然而，"谈脂色变"真的有必要吗？关于脂肪与肥胖的关系，你真的了解吗？

一、脂肪与脂质

脂质又称脂类、类脂，是食物营养的七大要素之一。在日常生活中，我们通常将脂质分为油和脂肪两类。常温下呈液态的常被称为油，而呈固态的则被称为脂肪。因此，从严格意义上讲，脂肪是脂质的一种，用来指代食物中在常温下呈固态的脂类物质。然而，由于习惯原因，我们经常将"脂肪"用作"脂质"的同义词，包括了油和脂肪。

脂肪由 C、H、O 三种元素组成，也是由甘油和脂肪酸组成的三酰甘油酯，其中甘油的分子比较简单，而脂肪酸的种类和长短却不相同，因此脂肪的性质和特点主要取决于脂肪酸。

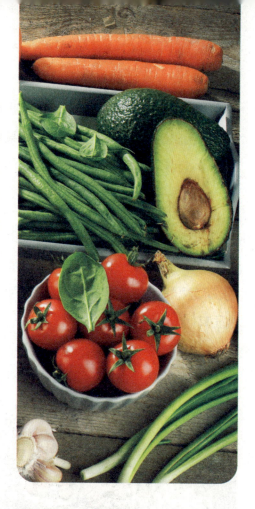

二、脂肪真的那么可怕吗

脂肪是导致肥胖的关键因素之一，所以许多人认为体内脂肪越少越好，并不断追求减脂。那么，脂肪真的是越少越好吗？脂肪在我们身体中扮演了什么角色？

首先，脂肪是我们身体的重要产能营养素，能在特定情况下被分解，产生日常活动所需的能量并维持体温。因此，相对于瘦人，胖人可能更抗寒。但这并不是绝对的，因为个体差异、生活习惯和生活环境都会影响脂肪产生的能量。

其次，身体的各个器官都含有脂肪，如大脑、肝脏、肾脏等，甚至每个细胞的细胞膜上都有脂肪。这意味着脂肪对维持器官健康和正常运作至关重要，也是生命活动中不可或缺的一部分。因此，体内储存适量的脂肪是必要的，体内脂肪并非越少越好。

最后，我们体内的脂肪并非全部来自食物中的脂肪。实际上，当我们摄入高碳水化合物或蛋白质的食物时，人体会利用其中的一部分来合成脂肪以储存能量。这意味着即使某些食物的脂肪含量不高，也可能会导致我们发胖。

三、食物中的脂肪

我们之前提到过，脂质的特性主要由其脂肪酸组成决定。虽然饱和脂肪酸过多可能对健康有害，但适量的饱和脂肪酸对身体也是必要的。不饱和脂肪酸（如 DHA）具有一定的生理功能，但并不意味着其优于其他脂肪酸。

食物中的脂质由饱和脂肪酸和不饱和脂肪酸以不同比例组成。植物油富含不饱和脂肪酸，动物油则富含饱和脂肪酸。健康的膳食需要两者平衡，因此，应定期更换食用油并注重食物多样性。

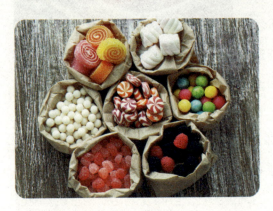

反式脂肪酸是不饱和脂肪酸的一种有害形式，购买食物时应避免选择含有反式脂肪酸的产品。

四、糖和脂肪，谁才是发胖的"真凶"

人们曾一度将膳食脂肪视为肥胖的罪魁祸首，然而在 21 世纪，新的研究揭示碳水化合物也就是我们常说的糖类，才是主要因素。科学家的糖脂实验进一步证实了糖和脂肪的共同作用，能导致肥胖。

随后，人们开始关注蛋白质，如果食物中蛋白质含量不足，人们会摄入更多的食物，同样会导致热量过剩而使身体发胖。尽管关于人类肥胖的主要因素的研究仍在进行，但目前仍然没有一个明确的结论。

　　然而，这并不意味着我们需要完全剔除某一种营养素，实际上也不可能做到"一刀切"。蛋白质、碳水化合物和脂肪都是我们人体维持正常生命活动必不可少的。因此，我们需要根据自己的情况来调整饮食结构，调节这三种营养素的比例，并适当运动，以追求理想的身材。在了解了这些信息之后，你可能会发现食物中的脂肪并不像我们想象中那样可怕。只要能够科学合理地搭配和调整饮食结构，就能够保持一个自己比较满意的身材。

低糖饮食与低糖零食，减少糖的摄入

　　随着现代人对生活品质的要求不断提高，一系列健康问题也随之浮现，包括肥胖症、糖尿病和体虚等。近年来，糖的控制成了人们关注的焦点，因此，"低糖饮食"这一概念逐渐受到人们的重视。

一、什么是低糖饮食呢

　　低糖饮食，顾名思义，是一种旨在减少碳水化合物摄入的饮食方式，目的是减脂。当碳水化合物的摄入量被严格控制在一定比例时，这种饮食方式便被称为低糖饮食。人体需要摄取三大基本营养素：蛋白质、碳水化合物和脂肪。为了弥补碳水化合物的减少，我们通常需要增加蛋白质和脂肪的摄入量，以确保身体得到足够的热量。举例来说，低糖饮食要求减少白米饭、糖果等高糖食品的摄入，相应地增加鱼肉、坚果等富含蛋白质和健康脂肪的

食物。需要注意的是,低糖并不等同于无糖,因为完全无糖的饮食也是不可取的。

二、为什么要低糖饮食呢

低糖饮食的益处是多方面的,下面我们将详细探讨这些益处,并对一些要点进行补充:

1. 预防高血压和心脏疾病

低糖饮食在预防高血压和心脏疾病方面发挥着重要作用。研究表明,高糖摄入与高血压之间存在关联,而高血压是心脏疾病的主要风险因素之一。通过减少糖的摄入,特别是果糖,可以有效降低血压波动,减少心脏疾病的发作风险。这一发现为心血管健康保护提供了新的饮食策略。

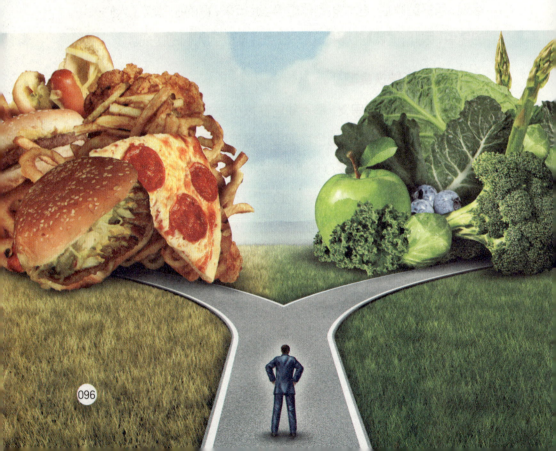

2. 控制肥胖

低糖饮食对于控制体重和肥胖具有重要意义。过多的糖分摄入会导致胰岛素分泌增加，进而引发胆固醇、胆汁酸和卵磷脂比例的失衡。此外，过量的糖还可能转化为脂肪堆积在体内，导致肥胖问题。通过减少糖的摄入，可以有效控制体重，降低肥胖的风险。

3. 降低乳腺癌风险

低糖饮食还有助于降低乳腺癌的发病风险。乳腺癌患者的乳房是一个能大量吸收胰岛素的器官，长期摄入高糖食品会使血液内胰岛素含量经常处于高水平状态。而癌细胞对糖的吸收能力很强，这为其提供了生长所需的能量。通过减少糖的摄入，可以降低血液内的胰岛素水平，从而减少癌细胞对糖的吸收，降低乳腺癌的发病风险。

4. 预防龋齿

低糖饮食还有助于预防或减少龋齿的发生。龋齿是一种常见的口腔疾病，而糖分是龋齿形成的主要因素之一。细菌在口腔中利用糖分产生酸，进而腐蚀牙齿。通过减少糖分的摄入，可以有效减少口腔中酸的产生，从而预防龋齿的发生。

三、我们应该如何进行低糖饮食呢

进行低糖饮食是一个有益的健康选择，通过调整饮食中的营养素比例，可以获得诸多益处。首先，将碳水化合物的摄入量控制在每天摄入总热量的 20% ～ 25%，同时，将蛋白质的摄入量增加到每天摄入总热量的 25% ～ 35%，剩余的热量则应由脂肪提供。

在进行低糖饮食时，需要注意以下几点：

1. 选择健康的脂肪来源

低糖饮食过程中需要增加脂肪的摄入量，但要确保选择健康的脂肪来源。优质脂肪包括橄榄油、鱼油和坚果等。这些脂肪有助于维持心血管健康和提供能量。

2. 保持充足的蛋白质摄取

由于碳水化合物摄入量减少，人体需要增加蛋白质的摄入量。鸡胸肉、鱼、豆腐和鸡蛋等食物富含优质蛋白质，有助于肌肉修复和维持身体机能。

3. 逐步调整饮食

刚开始进行低糖饮食时，应逐步减少碳水化合物的摄入量，以避免血糖波动和不适。可以从减少甜饮料和零食的摄入开始，逐渐过渡到更低糖的饮食模式。

4. 合理安排饮食时间

虽然低糖饮食有助于控制血糖和体重，但不建议长期连续进行。研究显示，间歇性地进行低糖饮食可能更为有益。例如，每周选择1～2天进行低糖饮食，其余时间保持正常饮食。

5. 整体健康考量

低糖饮食不仅要关注糖分摄入量的控制，还应注重整体营养均衡。确保摄入足够的维生素、矿物质和其他营养素，以满足身体的需求。合理搭配蔬菜、水果、全谷类食物和其他健康食品，以促进身体健康。

总之，进行低糖饮食需要注重营养素的平衡和多样性。通过合理控制糖分摄入并选择健康的脂肪和蛋白质来源，我们可以保持更好的健康状况和身体状态。同时，根据个人需求和身体反应，合理安排饮食时间和调整饮食模式也是很重要的。

当心"无糖食品"的糖分陷阱

在当今市场上，无糖食品受到广大消费者的热烈追捧，特别是糖尿病患者和年轻人。从无糖酸奶到无糖饮料，再到无糖口香糖，这些产品低糖或无糖的特点吸引了无数消费者的目光。然而，这些食品真的完全没有糖分吗？我们是否可以毫无顾忌地享用它们呢？

"无糖"这一词语指的是在每 100 克或每 100 毫升的固体或液体食品中，含糖量应不超过 0.5 克。

一、糖的概念

根据《食品营养成分基本术语》（GB/Z 21922—2008）的规定，碳水化合物被定义为包括糖、寡糖（低聚糖）、多糖的总和，是提供能量的重要营养素。糖则被定义为所有单糖和双糖，例如，葡萄糖、蔗糖等。根据定义可知，碳水化合物是包含糖的，从预包装食品标签的营养成分表来看，碳水化合物的含量大于或等于糖的含量。

二、甜味剂的概念

甜味剂是指能够赋予食品甜味的物质，属于食品添加剂的一种。根据我国现行的《食品国家安全标准食品添加剂使用标准》（GB 2760—2014），我国批准使用的甜味剂分为合成甜味剂、天然甜味剂和糖醇类甜味剂。合成甜味剂主要包括糖精（钠）、甜蜜素、阿斯巴甜、安赛蜜、三氯蔗糖等；天然甜味剂主要包括甜菊糖苷、罗汉果甜苷、甘草酸铵等；而糖醇类甜味剂主要包括木糖醇、赤藓糖醇、麦芽糖醇、甘露醇、山梨糖醇等。

三、选择无糖食品的误区

误区一：认为"无蔗糖"食品不含糖

有些食品标注"无蔗糖"，会让消费者误以为完全不含糖。蔗糖只是糖的一种形式，其他形式的糖，如葡萄糖、麦芽糖等，也可能存在于这些食品中。不能仅凭"无蔗糖"字样来判断食品是否含糖。例如，某些声称"无蔗糖"的饼干，可能实际上含有葡萄糖或麦芽糖，这些糖分同样能导致血糖升高。

根据国家标准，"无糖"食品中，每100克或100毫升的含糖量不超过0.5克，这个定义涵盖了所有的单糖和二糖，如蔗糖、麦芽糖、果糖、葡萄糖、乳糖等。

误区二："无糖食品"的血糖指数一定更低

有些消费者认为"无糖食品"的血糖指数一定更低。"无糖食品"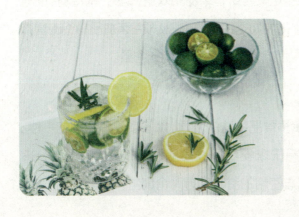的血糖指数取决于其制作过程中所用的配料和加工工艺。例如，某些无糖糕点虽然不含糖，但如果使用高血糖指数的面粉和过多的油脂制作，其血

糖指数可能并不比含糖糕点低。血糖指数与食品中碳水化合物的种类、含量以及消化吸收速度有关,而不只与是否含糖有关。

误区三:进口的无糖食品一定是"全外文"

有些消费者认为进口的无糖食品一定是全外文标签。根据《中华人民共和国食品安全法》的规定,进口的预包装食品必须配有中文标签。例如,某些进口的无糖食品,可能既有英文标签也有中文标签,这表明该产品是经过正规渠道进口的,并且符合相关法规要求。非正规渠道进口的食品可能没有中文标签,存在安全隐患,无法保证产品的可追溯性。

误区四:无糖食品的营养价值一定更高

有些消费者认为无糖食品的营养价值更高。

无糖食品的营养价值取决于其替代糖的配料。如果替代糖的是淀粉、糊精、油脂等配料,那么这些食品的营养价值可能并不比含糖食品更高。例如,某些无糖糕点可能使用淀粉或油脂代替糖分,虽然不含糖,但其营养价值可能并不比含糖糕点更高。无糖食品并不一定具有更高的营养价值,关键在于替代糖的是什么配料。如果替代的是高营养价值的配料,如蛋白质,那么无糖食品的营养价值可能更高。

四、怎样选择无糖食品

选择无糖食品时,有几个关键点需要注意,以确保做出的选择真正有益于健康。

1. 查看配料表

当我们选择无糖或不含糖的食品时,首先要仔细查看产品的配料表。根据配料表中列出的成分就可以判断食品的含糖量。例如，如果配料表中出现"糊精""麦芽糖""淀粉糖浆""玉米糖浆"等成分，那么这款食品很可能含有较高的糖分。相对而言，选择含有低聚糖和糖醇的产品更为健康，同时要尽量少选择含有阿斯巴甜、甜蜜素、安赛蜜等人工甜味剂的产品。

2. 认识含糖食品

虽然某些食品可能标榜为"无糖"，但消费者仍需具备一定的识别能力，了解日常生活中的含糖食品。蜂蜜、水果和鲜乳等天然食品中都含有葡萄糖、果糖或乳糖。而市售的含糖饮料，如可乐、雪碧、冰红茶等加工食品，通常含有较高的蔗糖、葡萄糖和果糖。了解这些含糖食品，有助于我们在选择无糖食品时更加明智。

3. 注意淀粉的影响

虽然要尽量避免高糖食品，但在选择"无糖"食品时，也不能忽视淀粉的含量。淀粉是多糖，进入胃肠道后会迅速转化为葡萄糖，从而提升血糖。因此，在选择无糖食品时，除了关注含糖量，还需要关注营养成分表中淀粉或碳水化合物的含量。

综上所述，选择无糖食品时需要综合考虑多个因素。正确的选择不仅有助于控制血糖，还有助于维持健康的生活方式。

果汁真的健康吗

在当今社会，年轻人常常在追求健康与满足口感的矛盾中挣扎。他们频繁地宣告减肥的决心，却又对各种饮料有着难以割舍的喜爱。如何在满足口感的同时保证营养均衡，成为他们的困惑。因此，一部分年轻人开始将饮品从奶茶转向果汁，他们认为将水果榨汁或者直接购

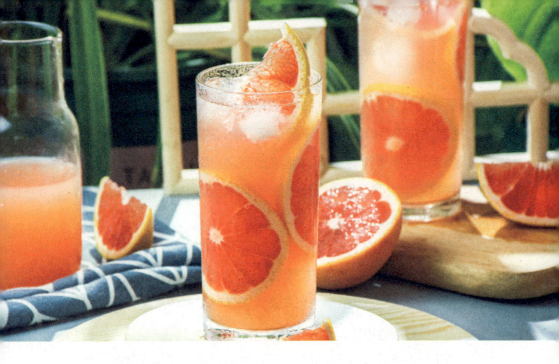

买超市里的 100% 纯果汁既美味又健康。然而，这些果汁真的像我们想象中那样健康吗？

一、果汁产品乱象太多

1. 果汁饮料的果汁含量并非主要参照项

在果汁饮料中，"果汁"仅是附属品，其真正的身份是"饮料"。根据国家标准，"果汁饮料"的果汁含量必须超过 10%。这意味着，只需用 10 毫升果汁来"借味"，就可以制作出 100 毫升的果汁饮料。如果果汁含量稀少，甚至完全不含有果汁，商家也可以通过糖、甜味剂、酸味剂和食用香精等原料调制，制造出"果味饮料"。

2. 100% 果汁可能并非纯果汁

市场上、超市销售的一些标有"100% 果汁"或"纯果汁"标签的果汁饮品，其配料表中基本都包含水和某种水果的浓缩汁。那么，为什么纯果汁的配料里会有水呢？

实际上，这种果汁更准确的名称应为"复原果汁"，也叫"浓缩还原果汁"。这是因为制造过程中，工厂先从果汁中去除一定比例的水分，使其变为浓缩果汁，以便于保存和运输，之后再添加适量的水分，将其还原成与原果汁成分比例相同的饮品。虽然 100% 果汁在生产过程中会有相当比例的营养成分损失，也可能添加白砂糖、糖浆、增稠剂，但其保质期很长，可达 6 ~ 12 个月。

3. 果汁原料卫生无法保证

近年来，果汁卫生安全问题频频曝光，引发了广泛关注。一些果汁厂家为了降低成本，从果品市场采购大量腐烂发霉的水果，经过简单的加工处理后灌装销售。

由于这些水果本身已经腐烂发霉，含有大量的细菌和霉菌，果汁厂家在加工过程中很难完全去除这些有害物质。因此，灌装的果汁往往存在卫生和安全问题，可能对消费者的健康造成潜在危害。

4. 鲜榨果汁才是真正的"纯果汁"

鲜榨果汁是直接用新鲜水果榨出来的果汁。它不经过任何其他处理，也不添加任何成分，保持着原汁原味的天然状态。由于鲜榨果汁没

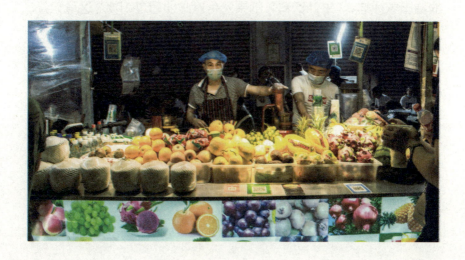

有经过灭菌处理，容易变质，无法长时间保存。目前市面上也有一些"自动榨汁机"，消费者投币后操作机器完成"鲜榨"操作。但是卫生安全方面不能得到保证，消费者在选择时必须谨慎。

二、水果榨汁后还有营养价值吗

榨汁后的水果在外观上看起来富含营养，并且能够更快地被人体吸收。然而，水果榨成汁后真的健康吗？

榨汁过程中，水果的真正精华——果渣将被丢弃。

果渣含有大量膳食纤维和植物活性物质，它们有助于人体控制血糖、降低血清胆固醇，以及预防便秘。然而，制作果汁时，果渣根本不会进入我们的口中。

此外，榨汁过程还可能导致水果中丰富的维生素被破坏。

由于失去水果纤维组织的保护，维生素变得非常脆弱，容易发生氧化反应。研究显示，橙子、杜果和青瓜榨汁后的维生素损失率分别为32.76%、58.92% 和 84.11%。

最重要的是，将水果榨汁会导致人体摄入大量的糖分。

在鲜榨过程中，水果的细胞壁会被破坏，释放出果糖和葡萄糖等游离糖。这些游离糖在人体肠道内被迅速吸收，导致血糖大幅度波动，增加机体代谢负担。以橙子为例，根据国际血糖指数（GI）表，橙子的GI 大约是 33 ~ 40，而榨成橙汁之后，GI 会涨到 46 ~ 54。

一项研究发现，与食用整个橙子相比，喝橙汁刺激胰腺分泌胰岛素的量几乎是食用整个橙子的两倍。因此，当水果变成果汁时，我们更容易在短时间内摄入过多的糖分。一瓶橙汁的含糖量相当于六个橙子含糖量的总和。

一旦摄入的糖分超标，肥胖、痛风和糖尿病等问题都可能找上门来，还会对心血管健康造成危害。更令人担忧的是，过量的糖分摄入会加速皮肤老化，影响外貌。

三、果汁和水果的摄入方式如何选择更加健康

1. 相较于饮用新鲜榨取的果汁，直接食用水果更好。

水果中所含的糖主要为蔗糖、果糖、葡萄糖。这些糖分在摄入过量时确实会对人体健康构成威胁，但是，正常情况下，我们日常食用水果的量，几乎不用担心糖分超标。

这是因为水果富含膳食纤维，更易产生饱腹感，从而减少整体热量摄入。此外，水果也是其他营养素的良好来源，例如，钾可以帮助降低血压，类黄酮能降低患心脏病的风险。

根据《中国居民膳食指南》的规定，成年人每天应摄入 200～400 克的水果。这些水果最好分为两份来食用，其中一份的大致量为：

小水果两个（如李子、桃）；

中等大小的水果 1 个（如苹果、橙子）；

大水果半个（如西柚）；

水果块、颗粒水果半碗（如西瓜、菠萝、葡萄、荔枝）。

对于想要减肥的人来说，应尽量避开高糖水果。有些水果的热量较高，需要特别控制摄入量。

高热量水果：100 千卡 /100 克以上（如椰子、牛油果、榴梿、鲜枣、香蕉、波萝蜜）。

中等热量水果：50～100 千卡 /100 克（如柿子、石榴、雪梨、荔枝、苹果）。

低热量水果：50 千卡 /100 克以下（如西瓜、草莓、木瓜、柠檬）。

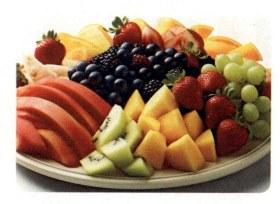

2. 如果无法抑制自己喝果汁的欲望，那么请注意以下 4 点：

①在家榨取果汁需谨慎，注意健康隐患

自己在家榨取果汁时，要特别注意水果渣的细腻程度。为了更好地吸收水果中的营养成分，应确保将果渣打得足够细，并一起饮用。

②新鲜果汁易变质，柠檬助保鲜

刚榨出的果汁容易变质，加入柠檬片是一个好方法。柠檬中的柠檬酸能够抑制多酚氧化酶的活性，有助于保持果汁的新鲜度和营养价值。

③避免果汁与药物同时服用，影响药效

在服药期间，应避免饮用果汁。因为果汁中的某些成分可能会降低药物代谢过程中酶和运转蛋白的活性，从而影响药物的疗效。

④ 1 岁以内的孩子不宜饮用果汁，健康隐患多

对于 1 岁以内的孩子，不建议给他们喝果汁。过量饮用果汁会增加患龋齿的风险，还可能导致渗透性腹泻等健康问题。因此，对于这个年龄段的孩子，应该给他们提供干净、卫生的饮用水。

第6章
这些病都跟糖有关

糖分是肥胖的罪魁祸首

在现代社会，健康和健美已经成为人们追求的两大目标。为了实现这两大目标，许多人付出了巨大的努力。然而，尽管他们控制了脂肪的摄入并积极进行锻炼，减肥效果却并不理想。事实上，有一个隐藏的敌人一直在暗中作祟，那就是糖。

糖在我们的生活中无处不在，不仅存在于糖果、甜点和饮料等显而易见的来源中，还隐藏在各种看似健康的饮品和高糖食物中。事实上，糖对健康的潜在威胁远超我们的想象。科学家的研究揭示了高糖饮食的危害，它可能干扰人体基本的新陈代谢功能，导致热量消耗减少、脂肪储存增加以及养分处理异常。长期的高糖摄入可能导致糖尿病、肥胖、心血管疾病等慢性健康问题，甚至可能缩短寿命。

高糖摄入还会导致内脏脂肪堆积，使身体

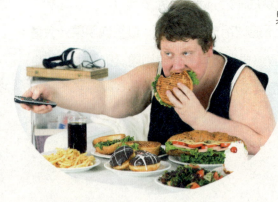

对糖的敏感度降低，并使不健康的菌群在肠道内繁殖。除此之外，糖还具有成瘾性。当我们试图远离甜品和饮料时，会发现它们无处不在，难以抵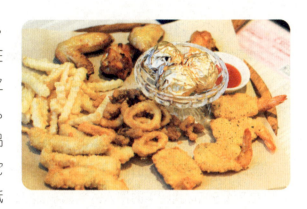抗其诱惑。糖在舌头上产生的甜味愉悦会刺激大脑深处的某些神经元，释放出多巴胺、血清素等令人兴奋的激素，使人产生糖成瘾。

世界卫生组织建议，成年人每天摄入的糖量应控制在当日摄入总能量的 5%。以每天需要 2000 千卡的热量为例，糖分提供的热量应小于 100 千卡。然而，实际情况是，许多人每天摄入的糖分远远超过这个推荐量。

日常饮食中，人们往往摄入过多的糖。过量的糖会导致热量摄入增加，从而导致体重上升和肥胖问题。通俗来讲，我们可以看一下以下的食物含糖量：一瓶功能饮料中含糖约 25 克，要消耗这瓶普通功能饮料中的热量，需要跑步 1400 米；一杯含糖咖啡中含糖约 21 克，为了消耗这杯含糖咖啡中的热量，需要进行 1200 米的跑步运动；一瓶可乐中含糖 35 克，需要跑步 2000 米才能消耗代谢。此外，一些看似健康的饮品，如橙汁、乳酸菌、芝麻糊等，其实也含有较高的糖分。而那些高糖食品，如蛋糕、饼干等，其热量更是超乎想象。

面对琳琅满目的高糖饮料和食物，或许你认为只要多做运动就能消耗掉过量摄入的糖。然而，日常生活中的糖分摄入量远超你的想象，因为一日三餐中隐藏着大量的糖分。而 200 克糖分转化成的体重，需要你跑步 10 公里才能消耗掉。

你可能想尝试戒糖，但生活中的"隐形糖"无处不在，在不知不觉中就摄入了过多的糖分。过多的糖分转化为脂肪，导致体重不断攀升。

值得注意的是，人体对葡萄糖的需求量极大，正常消耗掉葡萄糖的时间仅为 3 天左右；而对于果糖的需求量较少，正常消耗掉果糖的时间为 7 天左右。我们平时摄入的食物中，大部分是高果糖、低葡萄糖的食品，这容易导致肥胖、高尿酸血症、脂肪肝等疾病。

更令人惊讶的是，许多加工食品中的果葡糖浆等替代品才是真正需要警惕的"隐形杀手"。

因此，为了保持健康和苗条的身材，我们应该养成少糖饮食的习惯，减少高糖食品的摄入量。在餐馆用餐时，主动要求少放糖或要求不放糖，这样可以有效预防肥胖等健康问题。

糖化和氧化是糖脂病的根源

许多人都曾对尿糖是否就意味着糖尿病产生过疑惑。事实上，人们是因为在尿液中发现糖分，才发现了糖尿病，并以此作为这种疾病的名字。在唐朝初期，著名医学家甄立言首次提出，"消渴症"患者的尿液会带有甜味。世界上首位确认和治疗糖尿病的医生是中国唐代的名医王焘。他根据父亲的症状——极度口渴，多饮少尿，身上还长了疖疮，小便有水果味，参考了甄立言的《古今条验》一书，确认这些症状属于"消渴症"。为了证实病情，他甚至亲自尝试了父亲的尿液。他针对"消渴症"制订了治疗方案，结合饮食调整，使得父亲的病情得到改善。王焘将这些经验记载在了《外台秘要》一书中。

后来，医学专家发现，即使在尿液检测时尿糖等级达到 3+，也不一定意味着患有糖尿病。专家指出："糖尿病这个名字其实有些过，因为尿中有糖并不一定就是糖尿病，而尿中无糖也并不一定就代表没有糖尿病。"

如今，人们对糖尿病的理解已经深入到了一个新的层次：除了血糖的升高，许多糖尿病患者还伴随着脂质代谢的障碍，比如高血压、血脂异常和肥胖，被统称为"代谢综合征"。

实际上，胰岛素不仅控制着血糖的水平，也是脂肪和蛋白质代谢的主要调控因素。因此，糖尿病患者常常伴有脂质代谢的障碍，出现高血脂。据统计，2 型糖尿病患者占总糖尿病患者的 90%，其中 80% 的人伴有超重或肥胖。由于超过一半的糖尿病患者都合并高脂血症，因此，近年来有专家提出了"糖脂病"的概念。

关于糖化反应

当你遇到需要清理糖分的情况时，你会发现糖的黏性特质。这是因为当糖分在环境中存在时，会与各种物质发生反应。当血液中糖的含量过多时，黏稠的葡萄糖分子会与血液中的蛋白质结合，这个过程被称为糖基化，也被称为糖化反应。糖化反应是指人体内的单糖类物质，如葡萄糖、乳糖、蔗糖等与蛋白质进行化学反应，生成称为糖基化终末产物的过程。

晚期糖基化终末产物的产生

晚期糖基化终末产物（AGEs）是由一系列糖基化反应产生的一类化合物。当蛋白质、脂质和核酸暴露于糖中，就会发生这种反应。AGEs 是连续糖基化反应的结果。

AGEs 的产生既有内源性的，通过"正常的"代谢过程产生，也有外源性的，由饮食和吸烟等环境因素造成。研究表明，AGEs 与许多退行性疾病有关。随着年龄的增长，负责清除和还原 AGEs 的机制变得效率低下，导致它们的积累。

AGEs 的具体形成过程如下：

1. 蛋白质大分子末端的还原性氨基与葡萄糖等还原糖分子中的醛基进行加成反应，形成可逆的席夫碱（Schiff base）。这一反应迅速且高度可逆。

2. 经过数天之后，不稳定的席夫碱逐渐发生阿马道里重排（Amadori 重排）反应，并形成相对稳定的醛胺类产物。这个过程较为缓慢，但比其逆反应快，因此，阿马道里产物能在蛋白质上积聚，并在数周内达到平衡。阿马道里产物的数量与葡萄糖的浓度相关。上述两个过程的产物统称为早期糖基化产物。换句话说，"糖化反应是可逆的，但如果加热温度够高或时间够长，这些临时的化学键就会因为氧化反应而变成永久性的"。

3. 阿马道里产物再经过一系列脱水和重排反应，产生高度活性的羰基化合物，并与蛋白质的自由氨基反应生成 AGEs。

生成的 AGEs 能够与相邻蛋白上的游离氨基以共价键结合，形成 AGEs 交联结构。AGEs 交联结构即 AGEs 及其蛋白加成产物类似于烤面包的过程，当温度足够高或时间足够长时，小麦中的蛋白质和糖

会发生氧化反应，转化为 AGEs。这些
AGEs 促使松软、柔韧的乳白色面包
变硬、变脆、颜色变暗，因为这些蛋
白质和糖形成了交联，使面包硬化，
即 AGEs 交联。同样的事情也会发生
在人体中，AGEs 会导致通常处于可
移动状态的蛋白质发生交联，使细胞和组
织硬化（变脆变硬）。

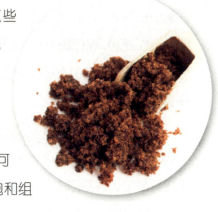

此外，晚期糖基化终末产物还会导致一些生物现象，如血红蛋白
细胞的僵硬、脆弱、肿胀。

AGEs 是糖尿病患者循环问题的主要诱因。在红细胞的生命周期
（约三个月）内，富含蛋白质的红细胞会像海绵一样吸收糖分，导致其
变得僵硬和肿胀。

脾脏承担着检测血液循环中红细胞质量的职责。它通过迷宫般的
通道来检测红细胞，而通道的宽度会逐渐变窄。当红细胞吸收过多的
糖分时，它们的体积会膨胀，变得无法通过身体内的狭窄通道。如果糖
分含量持续过高，脾脏无法及时清除这些肿胀的红细胞，它们可能会
阻塞毛细血管，影响正常的血液循环。这种情况可能会导致身体各部
位缺氧，引发一系列的健康问题。更为严重的是，过量的 AGEs 可能导
致糖尿病并发症的出现，如失明、截肢或需要透析治疗。同时，听力下
降也是 AGEs 积累过多的一种表现。

关于氧化应激

氧化应激是指体内氧化与抗氧化作用失衡，倾向于氧化反应，活

性氧自由基（ROS）和活性氮自由基（RNS）产生过多，导致中性粒细胞炎性浸润，蛋白酶分泌增加，产生大量氧化中间产物，引起组织损伤。氧化应激是自由基在体内产生的一种负面作用，并被认为是导致衰老和疾病的一个重要因素。

国内外多项研究表明，糖尿病患者体内的氧化应激水平较高。随着糖尿病病程进展，机体内氧自由基积累增多，机体抗氧化防御水平呈降低趋势，清除自由基的能力减弱。增多的氧自由基与蛋白质发生反应，生成糖基化终产物，增多的糖基化终产物不仅损伤胰岛细胞，还会进一步增加体内氧自由基，形成恶性循环。

不少癌症与摄糖过量有关

糖，尽管本身并不会直接导致癌症，但其与癌症的关联不容忽视。长期的高糖摄入与多种癌症的发生风险密切相关。据统计，在过去的50 年里，糖分摄入过量间接导致了 3500 万人死亡。令人震惊的是，喜爱高糖食物的人患癌症的风险比普通人高出 4～5 倍。一项研究指

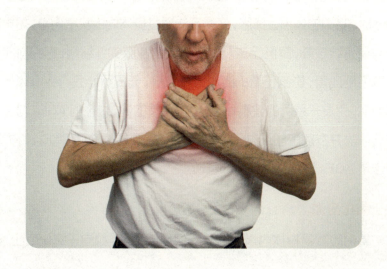

出，每天喝两杯甜饮料的人患胰腺癌的风险比不喝的人高出90%。

2011年，有专家指出高糖饮食与子宫内膜癌之间存在紧密联系。这些发现使得高糖饮食对健康的危害更加凸显。

中国的一个研究团队，选取了2013年7月至2016年12月期间，共410191例2型糖尿病患者作为研究对象，并随访至2017年12月，是目前为止全球最大型的糖尿病调查。研究结果显示，2型糖尿病可能导致多种癌症患病风险升高。

2017年发表的一项研究论文中指出，每天饮用100毫升含糖饮料会导致患癌的整体概率增加18%。这一数据明确地告诉我们，高糖饮食对健康的危害不容忽视。它不仅加速了癌细胞的生长，而且在悄无声息地威胁着我们的生命。

2018年，一项历时22年的大型研究成果公布，该研究调查了3184位成年人，从1991年开始跟踪至2013年，旨在深入探索含糖饮料与癌症之间的关系。经过对大量数据的严谨分析，含糖饮料摄入量高的人，其患与肥胖相关的癌症的风险增加了59%，前列腺癌的风险也增加了58%。

奥托·沃伯格，一位诺贝尔奖得主，他的研究成果揭示了肿瘤细胞在糖代谢方面的独特性质，这一发现被称为沃伯格效应。沃伯格的研究发现，肿瘤细胞在生长和扩散过程中，其糖代谢方式与正常细胞存在显著差异。肿瘤细胞倾向于采用糖酵解的方式来进行能量代谢，而不是正常的氧化磷酸化过程。这一转变使得肿瘤细胞能够更快速地获取能量，从而支持其快速地生长和扩散。

通过糖酵解途径，肿瘤细胞能够获取所需的代谢中间产物，进而用于合成脂肪、蛋白质和核酸等关键物质。这些物质对于肿瘤细胞的合成和生长至关重要，满足了其异常活跃的合成需求。

对于癌症患者来说，理解肿瘤细胞的糖代谢特性具有重大意义。为了降低肿瘤细胞的能量供应，我们建议癌症患者限制糖分的摄入，特别是精制糖。这是因为当这些精制糖进入人体后，它们会迅速被吸收并进入血液，导致血糖水平迅速升高。这一变化为肿瘤细胞提供了更多的能量来源，从而加速其生长和扩散。因此，为了维护身体健康，癌症患者应谨慎控制精制糖的摄入量。

不开心就吃糖，当心越吃越抑郁

甜食，如糖果、蛋糕等，总是令人难以抗拒。当心情低落时，一份巧克力派或马卡龙，甚至是大口喝下一罐可乐，似乎都能让心情变得轻松一些。因此，许多人深信"吃甜食可以愉悦心情"的说法。然而，事实真的如此吗？

吃甜食真的能让心情变好吗？我们从生理和心理两个层面来探讨这一现象。

生理因素方面，当人们摄入甜食时，大脑会启动一种针对甜食的"奖励机制"。甜味刺激促使大脑释放大量多巴胺并提升血清素水平，这两种物质都能迅速提升愉悦感。此外，糖分摄入能迅速提升血糖水平，随后胰岛素将其转化为能量，以供身体所需。能量充足的大脑能让人从不良情绪中快速恢复，从而感到心情愉悦。

心理因素方面，甜食在人们心中形成了一种"奖励机制"，与幸福生活紧密相连。例如，父母常常用甜食作为孩子表现优秀的奖励。

据统计，全球抑郁症患者数量庞大，约为 3.4 亿。他们常常因为不良情绪而陷入困境，无法自拔。为了从不良情绪中解脱，他们寻找各种

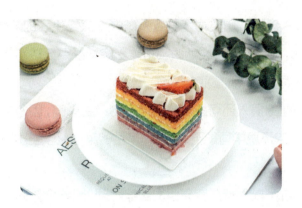

方法,其中之一便是依赖甜食。对于许多抑郁症患者来说,甜食就像是无法替代的"安慰剂"。然而,依赖甜食来缓解不良情绪并非长久之计。有研究显示,过度饮用含糖饮料的人患抑郁症的风险更高。

在2017年,国外一所大学进行了一项涉及万余人的长期研究。该研究发现,那些糖摄入量排名前1/3的人在接下来的5年内,心理疾病的发生风险增加了23%。这一研究结果进一步证实了大量、长期摄入糖分对心理健康的负面影响,并指出高糖摄入可能与抑郁的发生或复发有关。

学者对近千人进行了3年的抑郁情况调查研究,其间,让所有人正常进食,仅定期调查和分析数据。3年后,近千人再次填写抑郁情况问卷,结合问卷情况及抑郁表现进行数据分析,结果显示,每天喝4杯以上甜饮料的人抑郁风险比每周只喝1杯的人高90%。

大量摄入甜食确实可能对心理健康产生不利影响,这一结论基于多个层面的考虑。

首先,大量摄入甜食可能导致糖代谢紊乱和胰岛素抵抗。这种代谢紊乱可能引发低度的、持续的炎症反应。与炎症相关的某些激素可能影响大脑,使其进入抑郁状态。

其次，大量摄入甜食可能导致人体内 B 族维生素的消耗增加。缺乏维生素 B_1、维生素 B_6 和烟酸都可能影响神经系统功能和神经递质的平衡，从而增加患抑郁症的风险。

再次，糖的摄入还可能对体内微生物产生影响，因为某些微生物在糖分较多的环境中可能更为活跃，产生的某些化学物质可能使人更易抑郁。

最后，过多摄入糖分容易引发肥胖问题。肥胖个体调节压力的能力通常较差，因此，肥胖与抑郁风险之间存在关联。这一点已得到多项研究的证实。此外，过多食用甜食不仅可能加重精神症状，还可能对身体其他方面产生危害，如龋齿、加速衰老等。

当然，高糖饮料并非完全禁忌。相关数据显示，每天饮用超过两小杯可乐才可能对情绪产生负面影响，而 3 罐可乐则增加 25% 的抑郁风险。关于糖的摄入，每日 15 克以下的糖摄入不会增加抑郁风险。但当摄入量增至 15 ~ 100 克时，抑郁风险随之上升。

警惕，吃糖过多增加痛风风险

吃糖太多可能会引起痛风？这难道是真的？这种观点似乎很少有人听说。众所周知，痛风通常与高嘌呤食物有关。比如说痛风患者应少食涮羊肉、啤酒、海鲜等，因为这些食材里面大多含有高嘌呤，但是糖并不含有嘌呤，那么它是如何引发痛风的呢？

事实上，痛风确实与摄入过多糖分有关。但并非所有的糖都会导致痛风，而是果糖，而果糖在食品中的应用又非常广泛。

痛风是一种常见的代谢性疾病，其物质基础是高尿酸血症。当血液中的尿酸水平过高时，会形成结晶并沉积在关节及周围软组织中。

这些结晶刺激组织引发急性炎症，导致痛风症状的出现。痛风发作时，受累关节的剧痛往往令人难以忍受，给患者带来极大的痛苦。

除了疼痛之外，痛风还会对关节造成破坏，甚至导致畸形。随着病情的发展，关节可能会出现肿胀、僵硬和变形，影响患者的运动能力和日常生活。此外，痛风还可能对肾脏造成损害。尿酸结晶不仅沉积在关节，还会在肾脏中形成结石，导致肾功能下降、肾绞痛等症状的出现。

因此，痛风不仅给患者带来巨大的疼痛和不便，还会对关节和肾脏造成长期的损害。对于痛风患者来说，及时诊断和治疗是非常重要的，以减轻症状、预防并发症的发生。

既然痛风是由高血尿酸引起的，那么我们体内的尿酸是怎么堆积起来的呢？

高血尿酸也是"吃"出来的，比如，长期摄入过量高嘌呤食物、嘌呤代谢活跃或尿酸排泄障碍。其中，长期进食过量高嘌呤食物是最常见的原因。人们通常认为鱼肉、畜肉类食物，尤其是动物内脏、海鲜类等是高嘌呤食物，它们富含嘌呤，也富含蛋白质。

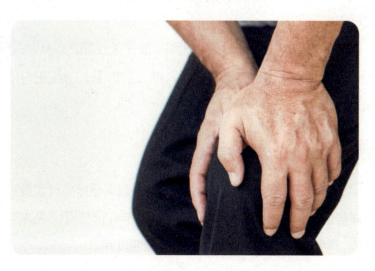

但除了这些食物外，果糖也是导致高血尿酸的重要因素。

一项研究对 8 万名女性进行了长达 22 年的追踪调查。研究结果显示，每天饮用一杯橙汁或一听含糖饮料的女性，其痛风风险分别增加 41% 和 70%。而对于每天饮用两杯橙汁或两听含糖饮料以上的女性，其痛风风险更是增加了 2.4 倍及以上。

我们要明白果糖与嘌呤的关系。嘌呤是高血尿酸形成的主要物质，而果糖并不属于嘌呤类物质。然而，这并不意味着果糖与高血尿酸毫无关联。实际上，果糖在人体内的代谢过程中产生了一种叫作"次黄嘌呤核苷酸"的物质，这种物质最终会分解为尿酸。

那么，果糖是如何分解为尿酸的呢？当果糖进入人体后，它迅速被细胞吸收并磷酸化。在磷酸化过程中，果糖将细胞内的三磷酸腺苷转化为次黄嘌呤核苷酸。这个转化过程并不依赖胰岛素的参与。次黄嘌呤核苷酸最终会被分解为尿酸，从而导致血尿酸水平升高。

长期大量摄入果糖会导致高血尿酸的形成。虽然果糖本身并不是嘌呤类物质，但在细胞内代谢的最终产物却是尿酸。这正是果糖与痛风之间的重要关联。

因此，在预防和治疗痛风的过程中，除了关注嘌呤类食物的摄入，我们还需要特别注意控制果糖的摄入量。这样，我们才能更有效地降低痛风的风险。

糖为什么会让牙齿变成龋齿

早在一千多年前的唐朝，"药王"孙思邈就已经展开了食物对口腔健康影响的研究。在他的著作《千金方》中，记载道："凡人饮食不能洁齿，腐臭之气淹渍日久，齿龈有孔，虫蚀其间。"

在日常生活中,许多人对糖与龋齿之间的关系存在困惑。是否吃糖果会导致龋齿? 糖又是如何影响牙齿健康的? 现在我们简单介绍一下糖与龋齿的关系,以及糖对牙齿健康的具体影响。

首先,要明确一下糖与龋齿之间的联系。当我们摄入糖分时,这些糖分与口腔中的细菌相互作用。口腔中存在许多细菌,它们会将糖分转化为酸。这些酸会降低口腔的 pH 值,使口腔环境酸性增强。这种酸性环境会逐渐腐蚀牙齿表面的牙釉质。

牙釉质是牙齿表面的坚硬保护层,能够抵抗细菌和酸性环境的侵害。然而,当牙釉质长时间处于酸性环境中时,它会逐渐溶解,形成微小的龋齿斑点。这些斑点如果不及时处理,会逐渐扩大,最终形成明显的龋齿。

除了直接导致龋齿,糖还会对牙齿健康产生其他不良影响。长期高糖饮食会导致口腔内细菌数量失衡,使有害细菌数量增多,而有益于口腔健康的细菌数量减少。此外,糖还会引起牙龈问题,如牙龈炎症,使牙龈发红、肿胀和易出血。长期吃糖还可能导致口腔干燥,唾液分泌减少,使口腔清洁功能下降,进一步增加龋齿的发生概率。

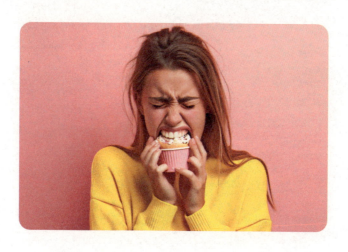

那么，应该如何维护牙齿健康，避免糖对牙齿的损害呢？

第一，要控制糖的摄入量。尽量减少食用糖果的次数，以降低牙齿的酸性暴露时间。此外，应选择不带黏性的糖果，以减少糖果在牙齿表面和牙齿间难以清洁的区域附着的机会。

第二，养成良好的口腔卫生习惯。定期刷牙、使用牙线清洁牙齿间的缝隙，以及使用含氟漱口水等措施，有助于减少细菌和酸性环境对牙齿的损害。

总之，虽然糖不是导致龋齿的唯一因素，但它是龋齿发生的重要诱因之一。通过了解糖与龋齿的关系，以及糖对牙齿健康的影响，我们可以采取适当的措施来维护我们的牙齿健康。

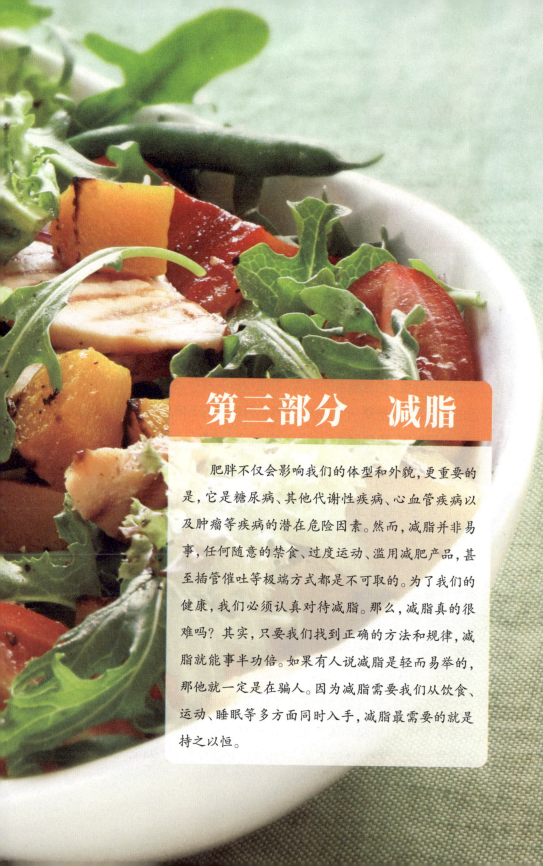

第三部分 减脂

　　肥胖不仅会影响我们的体型和外貌,更重要的是,它是糖尿病、其他代谢性疾病、心血管疾病以及肿瘤等疾病的潜在危险因素。然而,减脂并非易事,任何随意的禁食、过度运动、滥用减肥产品,甚至插管催吐等极端方式都是不可取的。为了我们的健康,我们必须认真对待减脂。那么,减脂真的很难吗?其实,只要我们找到正确的方法和规律,减脂就能事半功倍。如果有人说减脂是轻而易举的,那他就一定是在骗人。因为减脂需要我们从饮食、运动、睡眠等多方面同时入手,减脂最需要的就是持之以恒。

第 7 章
正常摄取脂肪不会导致肥胖

体脂和血脂的三大误区，你知道吗

在我们的身体中，脂肪是一种重要的组成部分。它存在于细胞中，形成神经纤维，也是激素的载体，为血液提供营养，支持各种组织和器官的运行。无论是哪一个系统，都离不开脂肪的支持和保护。我们从健康的角度出发，来谈谈关于体脂和血脂的一些常见误解。

一、人越瘦，心血管就越健康

肥胖是容易导致心血管疾病的危险因素之一，尤其是对于苹果形肥胖者（向心性肥胖）而言。但这并不代表，人越瘦心血管越健康。

一项研究，对数据库中 4164364 人的数据，进行了长期随访，以揭示体重与卒中、心肌梗死和全因死亡率之间的联系。研究结果显示，无论是轻度、中度还是重度体重不足人群，卒中和心肌梗死的风险都明显增加。体重过轻可能增加患心血管疾病的风险，这一发现颠覆了我们的一贯认知。

具体来说，轻度体重不足人群的卒中风险增加了 3%，心梗风险增加了 10%；中度体重不足人群的卒中风险增加了 2%，心梗风险增加了 25%；重度体重不足人群的卒中风险增加了 24%，心梗风险

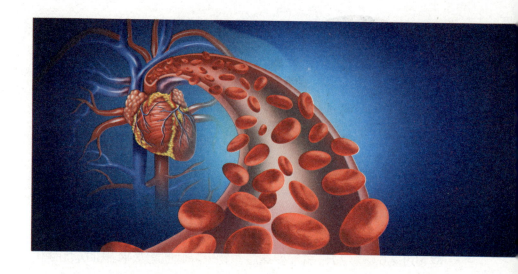

增加了65%。此外，各种原因的死亡风险也普遍高出1倍，这种关联在老年人群中更为显著。这一系列数据为我们敲响了警钟：过瘦并非好事，将体重保持在健康的范围才是维护心血管健康的基石。

二、化验单结果显示血脂正常，是否意味着无须担忧

当我们拿到血脂化验单时，常常被上面的各种指标弄得一头雾水。那么，这些指标究竟代表了什么？我们又该如何解读它们呢？接下来，我们一起解读血脂化验单。

在血脂化验单上，我们主要关注的是总胆固醇、低密度脂蛋白胆固醇（LDL-C）、高密度脂蛋白胆固醇（HDL-C）和甘油三酯这四项指标。其中，低密度脂蛋白胆固醇又被称为"坏胆固醇"，因为它与心梗、脑梗以及动脉粥样硬化等心脑血管疾病的发作关系密切。高密度脂蛋白胆固醇则被称为"好胆固醇"，它能清除血管中的血脂，维护心血管健康。甘油三酯水平过高也会增加心血管疾病的风险。

值得注意的是，即使化验单上的某些指标处于所谓的"正常范

围"，也不意味着我们可以掉以轻心。因为每个人的身体状况和风险因素都不尽相同，所以对应的血脂目标也有所差异。

例如，对于吸烟且肥胖的人群，医生会建议将低密度脂蛋白胆固醇降至小于 2.6 毫摩 / 升；而对于 40 岁以上的糖尿病患者，只要低密度脂蛋白胆固醇超过 2.6 毫摩 / 升，就需要通过药物来降低血脂水平。因此，即使化验单上没有向上的箭头，我们仍需根据自身情况留意各项指标的变化。为了更准确地了解自己的血脂状况，定期的复诊和体检是必不可少的。

三、血脂检查结果异常，是否需要服用药物

根据《中国成人血脂异常防治指南》（2016 年修订版）的建议，当血清甘油三酯水平达到或超过 1.7 毫摩 / 升（150 毫克 / 分升）时，首先应考虑非药物治疗措施。这包括调整饮食结构、增加运动量、减轻体重，以及戒除烈性酒等。这些非药物措施不仅有助于降低甘油三酯水平，还能有效地改善心血管健康。例如，通过严格控制饮食、减少高脂肪食物的摄入、增加运动量等措施，可以有效降低甘油三酯水平。

此外，对于明显升高的胆固醇水平，单纯依靠饮食控制可能难以达到理想的效果，需要采用药物治疗。他汀类药物是降低胆固醇的首选药物，能有效地抑制肝脏合成胆固醇、减少肠道吸收胆固醇和促进

胆固醇的代谢。而当低密度脂蛋白胆固醇水平超过一定范围时（如4.9毫摩/升），可能还需要使用其他药物来加强降脂效果。

然而，值得注意的是，并非所有血脂异常都需要药物治疗。对于胆固醇轻度升高的人，非药物治疗通常就足够了。而对于高密度脂蛋白胆固醇低于1.0毫摩/升（40毫克/分升）的患者，目前尚无足够的证据表明需要使用药物干预。

因此，在应对血脂异常时，我们应遵循医生的建议，根据个人情况选择合适的药物或非药物治疗方式。

摄取脂肪≠增加体内脂肪

在我们的日常生活中，脂肪常常被误解和误用。许多人将脂肪视为身体的敌人，认为它会增加体重，导致心血管疾病。然而，这种观念其实是错误的。

首先，我们要明白一个基本的生物学事实：人体内的脂肪主要分为两种形式——皮下脂肪和内脏脂肪。皮下脂肪是我们可以在皮肤下触摸到的脂肪，分布在身体的各个部位。内脏脂肪则分布在腹腔内，对内脏器官起到支撑和保护作用。这两种形式的脂肪在人体中发挥着重要的生理功能，如储存能量、维持体温、保护内脏器官等。

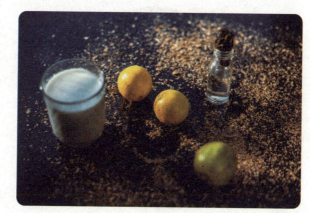

其次，需要纠正一个误区：摄入的脂肪并不一定会转化为身体脂肪。实际上，人体对脂肪的吸收和利用是一个复杂的过程。

在消化过程中，脂肪进入我们的消化系统，在小肠的上端十二指肠处，通过各种消化酶和胆汁酸盐的乳化作用进行消化分解，产生甘油一酯、溶血磷脂、长链脂肪酸和胆固醇等组成的混合微团。随后，混合微团通过进一步的乳化和扩散作用进入小肠黏膜细胞内，开始脂肪的吸收过程。这个过程中，由中短脂肪酸构成的甘油三酯在小肠黏膜细胞内直接水解为脂肪酸和甘油，然后通过门静脉进入血液循环；而长链脂肪酸构成的甘油三酯需要在小肠黏膜细胞内再次合成甘油三酯，然后与载脂蛋白、胆固醇等结合形成乳糜微粒，最后通过淋巴管进入血液循环。

甘油三酯通常在进入血液后，在脂肪酶的作用下分解为甘油和脂肪酸。前者更多用于生糖（糖异生），以调节血糖或补充糖原；后者则更多用于氧化分解，为身体提供每日所需的能量。

需要注意的是，摄入的脂肪变体内脂肪的情况只存在于摄入过多的情况，身体利用不了的那部分，才会合成脂肪储存起来。

如果只吃蔬菜和蛋白质，将会对儿童、青少年的生长发育，以及女性的正常雌激素水平和生育功能产生负面影响。此外，长期缺乏脂肪还会导致脂肪代谢能力降低。同时，免疫力下降，皮肤粗糙、湿疹等皮肤疾病，以及脂溶性维生素 A、D、E 缺乏引发的眼干燥症、夜盲症、骨质疏松等疾病也是缺乏膳食脂肪的后果。

对于有减脂需求的人来说，脂肪仍然是一种重要的膳食营养。脂肪可以延缓胃排空并增加饱腹感。如果摄入的脂肪不足，会导致饥饿感更快出现，进而导致下一餐摄入更多食物。另外，胆固醇是睾酮的重要合成原料，缺乏胆固醇将导致增肌进展缓慢。

为了正确摄入膳食脂肪，我们可以参考《中国居民膳食指南》的建议。在日常饮食中，脂肪应占热量供应的 25% ~ 30%。以一名体重 70 千克的成年男性为例，如果他每周规律锻炼 3 ~ 5 次，每天大约需要摄入 2600 千卡的能量。为了满足身体的需求，他每天应摄入约 76 ~ 89 克的脂肪。

需要注意的是，脂肪中的脂肪酸分为多种类型，包括饱和脂肪酸、单不饱和脂肪酸和多不饱和脂肪酸（深海鱼类中含量较丰富）。为了保持健康，这三类脂肪酸的比例最好保持在 1:1:1 的水平。

苹果形身材留心内脏脂肪高

人类作为生物的多样性体现于各种身体特征，例如，身高、体重和体型等，这些都可以成为我们个体的特点。在现代社会，人们对身材管理的重视程度日益提高，因此，出现了梨形、苹果形、倒三角形、"H"形、沙漏形等多种身材类型。各大媒体为追求美的女性提供了丰富的身材管理和穿搭建议。然而，从医学的角度来看，身材并不仅仅关乎美观，还与健康有着密切的关系。我们重点讨论一下苹果形身材。

苹果形身材又称中心型脂肪分布身材，因为这类身材，脂肪主要

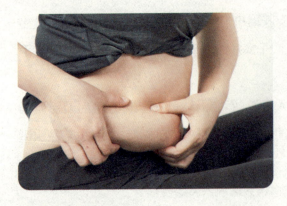

囤积在腰部、腹部的皮下及腹腔内。所以这类肥胖最大的特点就是腰腹部浑圆突出，尤其是腰围特别粗。这样的体型从外观上来看，很像苹果，所以被形象地称作苹果形身材。

当然，除了直接通过肉眼观察外，我们还可以通过计算腰围和臀围的比值来进行评估。具体而言，我们可以使用皮尺在肚脐位置测量腰围，然后在臀部最宽的位置测量臀围。为了确保准确性，应紧贴皮肤进行测量，并重复三次，然后取平均值作为结果。接着，我们可以用腰围的平均值除以臀围的平均值，得出的结果如果男性的腰臀比大于1，或女性的腰臀比大于 0.9，那么就可以认定其为苹果形身材了。

我们再说一下"内脏脂肪"，它是一种位于器官或器官周围的脂肪。由于内脏脂肪主要存在于腹腔内，因此肉眼无法直接观察到。内脏脂肪对人体内脏具有支撑、稳定和保护的作用，适量的内脏脂肪是必需的。然而，当营养过剩时，脂肪会不断积累在内脏中，储存过多的内脏脂肪会导致脂肪过剩。

一项研究表明，苹果形身材的人，相比其他身材的人寿命更短。原因主要是苹果形身材的脂肪多堆积在腰腹部，很容易出现内脏脂肪过多，引发肥胖相关的身体疾病。研究显示，梨形身材的女性可能比苹果形身材的女性寿命长 9.5 年；梨形身材的男性可能比苹果形身材的男性寿命长 17 年！

内脏脂肪堆积造成的危害

1. 脂肪肝

正常情况下，人体大部分器官都在腹部，少量内脏脂肪能保护内脏，但是腹型肥胖者过多的内脏脂肪会在肝脏堆积，引发脂肪肝，会严重影响肝脏功能。

2. 产生胰岛素抵抗，引发糖尿病

肥胖本身会和体内分泌的胰岛素发生对抗，加剧胰岛素的不敏感性，这种情况下要控制好血糖更不容易。

3. 高脂血症

腹型肥胖极易引起内分泌激素分泌异常，从而促进内脏脂肪分解，使血液里的脂肪含量升高，导致高脂血症。

4. 动脉粥样硬化

糖脂代谢紊乱，会加速动脉粥样硬化的形成，高血压、冠心病、脑梗等心脑血管疾病也悄然降临。

5. 引发认知障碍

研究还发现腹型肥胖与认知障碍相关，越胖的人越容易患阿尔茨海默病。

6. 增加多种癌症风险

最新研究显示，腹部肥胖和人体18个部位的癌症发病率呈正相关，如胃癌、结直肠癌、肝癌、胆管癌等。

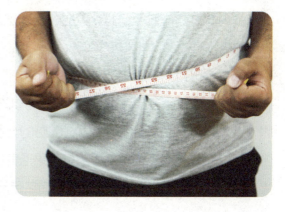

苹果形肥胖如何减脂

1. 减少高血糖指数食物的摄入量

许多人习惯食用米饭、面食等高血糖指数的食物，然而，这些食物会导致人体血糖迅速上升，刺激胰岛素大量分泌。相较于身体其他部位，腹部脂肪对胰岛素更为敏感，因此，脂肪更容易在腹部堆积，形成苹果形身材。因此，若欲改变身材，首先需从改善饮食习惯着手。减少高血糖指数食物的摄入，选择血糖指数较低的紫薯、燕麦等粗粮作为主食。这样可以使饭后血糖上升速度减缓，降低胰岛素分泌量，从而减少脂肪在腹部的堆积。

2. 多摄取蔬果，补充膳食纤维

想要摆脱苹果形身材，可以适当增加富含膳食纤维的新鲜蔬果的摄入量。一方面，它们能够增加饱腹感，便于控制饭量；另一方面，它们能够在肠道中与食物中的部分脂肪酸结合，从而减少人体对脂肪的吸收，并促进肠道蠕动以排出体内毒素。

3. 多摄取能保护心血管、降低内脏脂肪的食物

鉴于苹果形身材可能对心脑血管健康造成危害，我们在平时的饮食中应多摄取一些含有多酚类物质的燕麦、蓝莓等食物。它们可以帮助减少内脏脂肪，降低胆固醇。同时，海带、大蒜等也都是有助于消除内脏脂肪、保护心血管健康的食物。

4. 保证进行有氧运动，加速脂肪燃烧

除了在饮食上多加注意外，我们还可以通过有氧运动帮助燃脂。因为人体在进行有氧运动时，内脏脂肪的分解速度是皮下脂肪的数倍。因此，多做有氧运动有助于改变苹果形身材。只要每周进行至少3次、每次至少30分钟的跑步、跳绳等有氧运动，就能帮助身体燃烧脂

肪。但需要注意的是，为了避免身体进入适应期、降低运动消耗的热量，最好能经常变换有氧运动的方式。

内脏脂肪超标与这五种激素有关

在上一节，我们探讨了苹果形身材与健康问题的紧密联系。在这一节，我将深入挖掘内脏脂肪超标的原因，并为您呈现有效的减脂策略。

首先，我们需要了解什么是内脏脂肪。它主要积聚在腹腔内，环绕在脏器周围，为内脏提供必要的保护。适量的内脏脂肪是有益的，但过多则可能引发健康问题。

然而，为什么脂肪容易在腹部堆积呢？这可以追溯到人类历史早期。当时的人类需要一种保暖机制来维持体温，以适应外部环境。脂肪作为一种天然的保暖材料，成了人类身体的"小太阳"。这种自然的进化选择导致了脂肪更倾向于在腹部堆积，为内脏器官提供一层温暖的"外套"。

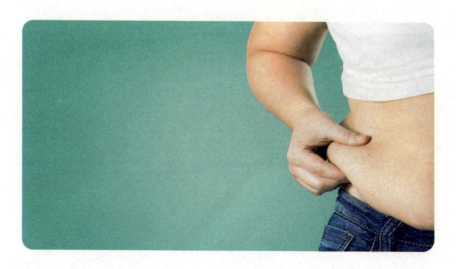

为什么内脏脂肪如此难减呢

这与其在人体内的特殊位置和作用有关。我们的身体 DNA 决定了腹部脂肪细胞对外部刺激的反应方式。α 受体和 β 受体是两种关键的脂肪细胞受体，前者抑制脂肪分解，后者促进脂肪燃烧。有趣的是，腹部脂肪细胞的 α 受体活性远高于其他部位的脂肪细胞，这意味着腹部脂肪更难分解。

为了有效减少内脏脂肪，我们需要深入了解对脂肪受体产生影响的激素有哪些。以下五种激素在这一过程中起着关键作用：

胰岛素：高水平的胰岛素会刺激 α 受体，导致腹部脂肪堆积。

雌激素：女性体内的雌激素水平较高，这使得女性在减肥方面比男性更具挑战性，但好在下半身的脂肪受影响较小。

甲状腺激素：甲状腺素可以增强 β 受体活性，有助于燃烧脂肪。

皮质醇：压力和睡眠不足可能导致皮质醇水平升高，进而刺激 α 受体和促进内脏脂肪堆积。

肾上腺素：适量的肾上腺素可以激活 β 受体，促进脂肪分解。

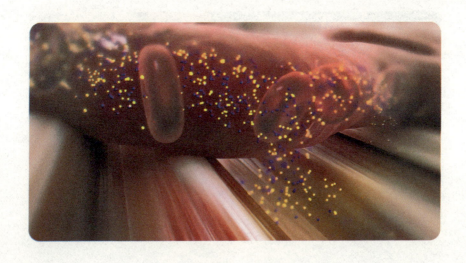

了解上述情况，对于在腹部堆积的顽固内脏脂肪，不难找到解决办法：

首先，需要采取极低碳水化合物摄入的方法。碳水化合物会增加胰岛素的分泌，增加 α 受体活性，这对内脏脂肪的影响尤其大。因此，低碳水化合物摄入对于减少腹部脂肪至关重要！在低碳水化合物摄入的情况下，为了保证身体能量充足，应该增加优质脂肪的摄入，包括椰子油、橄榄油及猪油等。

其次，需要进行甲状腺检查。一般来说，甲状腺激素不足者，β 受体往往活性不足，脂肪不易分解。因此，排查甲状腺疾病并进行积极的治疗，对减掉内脏多余脂肪有很大的帮助。

再次，进行适量的运动。适量的运动量可以达到最佳的肾上腺素水平，同时又不增加皮质醇的分泌。为了保证运动的安全性和有效性，最好选择有经验的运动指导老师。

最后，还需要改善睡眠和情绪。充足的睡眠和放松的心情有助于减少皮质醇的分泌，这对减肥也是有益的。

另外，了解了身体激素对内脏脂肪受体的作用后，在生活中才能有意识地进行控制。规避抑制脂肪分解的行为，才能科学、有效地减少内脏脂肪，将内脏脂肪量控制在对人体有益的范围。

"多吃肉"是减肥良策吗

一些人可能觉得，要想减肥成功，应该多吃肉。但他们也担心，如果吃太多肉，会对健康产生负面影响。那么，这种减肥方法正确吗？这种担忧有必要吗？接下来，我会从蛋白质的摄入和肉类的摄入两个方面来详细解释这个问题。

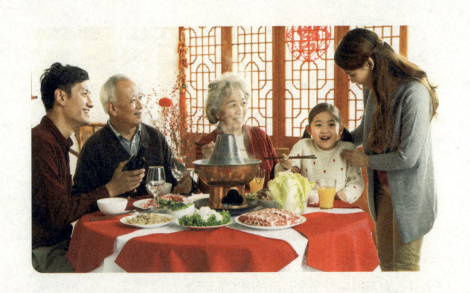

　　首先，多吃肉主要是为了摄取更多的蛋白质。蛋白质是身体所需要的重要营养素，对于减肥和保持健康都至关重要。但是，有些人误以为高蛋白饮食就是大量吃肉，这是不正确的。实际上，在减肥过程中，我们只是建议稍微增加蛋白质的摄入量，这个量是完全在安全范围内的。

　　以我国为例，营养学家通常建议，每千克体重应摄取大约1.2克的蛋白质。对于没有进行大量力量训练和有氧运动的人来说，这个量就足够了。而且，目前营养学界并没有明确规定蛋白质摄取量的上限。世界卫生组织和联合国粮农组织都认为，一个健康的成年人每天摄取的蛋白质不应超过推荐量的两倍。

　　因此，即使是饮食中需要多摄入肉、蛋、奶等高蛋白食品的人，其蛋白质摄取量也不要超过安全范围。

　　另外，减脂的时候还需要结合运动，运动人群的蛋白质需求量会比普通人更高。

如果不小心摄入了过量的蛋白质，而且没有配合运动，也不必担心，目前并没有明确证据显示会对健康产生不良影响。对于健康人群来说，高蛋白饮食通常被认为是安全的。然而，对于已经存在肾脏问题的人来说，高蛋白饮食可能带来风险，因此，需要特别谨慎。

　　接下来，我们将探讨关于食用肉类的问题。总的来说，健康人群适量食用肉类是完全可以的，但在选择时，应当精益求精。下面我们将分别对以下三种肉类进行讨论：畜肉、禽肉、鱼肉。

一、畜肉

　　畜肉，我们日常食用的主要是猪、牛、羊、鹿等哺乳动物的肉，它们因含有丰富的蛋白质而备受人们喜爱。这类肉因其颜色偏暗红，又被称为红肉。畜肉不仅蛋白质含量较高，还富含 B 族维生素以及铁、锌、钾、硒等多种矿物质，特别是铁的含量相当丰富。对于女性而言，适量食用红肉确实有助于补充铁元素，保持身体健康。

　　然而，红肉并非完美无缺。当前的研究显示，过多摄入红肉可能对健康产生一些潜在的不良影响。例如，一些研究指出，食用过度加工的红肉，如咸肉、腊肉肠和香肠等，可能会增加患冠心病的风险。因此，这类经过深度加工的红肉应尽量少吃。另外，有研究显示，过多摄入红肉可能增加患 2 型糖尿病和结直肠癌的风险。尽管如此，也有研究指出，多吃红肉可能降低贫血的风险，因为红肉是很好的补铁食物。总之，过量摄入红肉可能存在健康风险，但这并不意味着红肉就是有害的。

　　中国营养学会发布的《中国居民膳食指南》也建议人们适量食用红肉，因为适量吃红肉有益健康，它能为我们提供丰富的 B 族维生

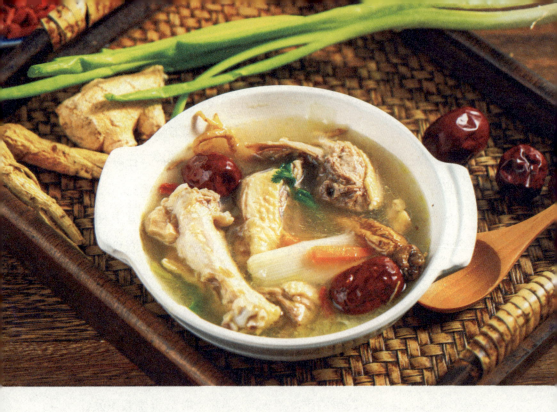

素和矿物质。然而，食用过量的红肉或过度加工的红肉可能对健康有害，建议适量食用并尽量避免深度加工。

二、禽肉

禽肉是指鸡、鸭、鹅、鸽子、火鸡等禽类的肉。与畜肉相比，禽肉的蛋白质含量相当高，但脂肪含量相对较低，而且某些特殊部位的脂肪含量极低。例如，火鸡肉和鹌鹑肉的脂肪含量就很低。禽类肉富含 B 族维生素，特别是禽类内脏的维生素 A 含量比畜类高 1 ~ 6 倍。

世界卫生组织将禽肉视为首选的健康动物食品。综合多项研究结果来看，适量食用禽肉并不会增加结直肠癌、2 型糖尿病和心血管疾病的发病风险。甚至有研究发现，摄入未经深度加工的禽肉可能有助于降低结直肠癌的发病风险。国内一项针对 25 ~ 64 岁女性的病例对照研究显示，摄入禽肉可以降低乳腺癌的发病风险。国外的一项类似研究也得出了类似的结论：不带皮的禽肉在降低乳腺癌风险方面可能具有积极的作用。总体来说，相较于畜肉，禽肉被认为是一种更为健康的肉类选择。

三、鱼肉

鱼肉是一种营养丰富的食物，含有丰富的维生素 A、维生素 D 和钙、镁、钾等矿物质。然而需要注意的是，鱼肉中可能存在重金属积聚的问题，因此，选择鱼的品种和适量食用非常重要。建议选择小型鲭鱼、鲱鱼、沙丁鱼、黑鲈鱼等海水鱼。

研究表明，适当增加鱼肉的摄入量可以降低心血管疾病、卒中、阿尔茨海默病、老年黄斑变性、结直肠癌、肺癌、乳腺癌、肾癌等多种疾病的发病风险。此外，虾肉和贝类肉也具有类似的功效，可以降低 2 型糖尿病、高血压、甲状腺癌、结直肠癌、前列腺癌等疾病的发病风险。

总的来说，在减肥的过程中，我们可以适当增加一些肉类的摄入量。完全没有必要担心多吃肉会对健康产生负面影响。实际上，许多种类的肉类，适量食用对健康是有益的。那么，如何合理地摄入肉类呢？

在减肥期间，各种肉类都可以适量食用，但应以禽类肉为主导，同时搭配水产。红肉应适量食用，而深度加工的红肉则不建议食用。对于女性来说，可以多吃一点红肉，每周 2～3 次即可。

无论男女，都建议每周食用 2～3 次鱼肉，优先选择海水鱼。最后要强调的是，无论是哪种肉类，烹饪的方式一定要健康。

正确认识劣质脂肪和优质脂肪

脂肪是人体的主要能量来源之一，它能够将维生素 A、维生素 D、维生素 E 等脂溶性维生素运输到身体各个部位，以便被身体吸收利用。此外，脂肪对皮肤健康具有维护作用，并且能够提高婴幼儿的视力、促进其大脑发育。脂肪由甘油和脂肪酸组成，其对人体健康的影响取决于所含脂肪酸的质量。为了有效防止脂肪带来的负面影响，我们可以通过摄入优质脂肪来替代劣质脂肪。

一、反式脂肪酸，劣质脂肪

反式脂肪酸是一种对人体健康极度有害的脂肪类型。它是由正常脂肪分子扭曲变形而来的，几乎所有的反式脂肪都对人体健康产生负面影响。当人体脂肪含量不足时，反式脂肪会主动补充，从而增加心脏病和癌症的发生风险。此外，过量摄入反式脂肪酸还会阻碍婴幼儿的生长发育。人造油、冰激凌、烘烤食品和油炸食品都含有反式脂肪酸，而快餐食品在加热过程中也会产生反式脂肪酸。液态植物油在加热时，氢气结合形成氢化油，这种油性质稳定，不易被破坏，适合运输和反复加热，因此，受到食品制造商的青睐。为了保持健康，我们应该尽量避免摄入这类脂肪酸。

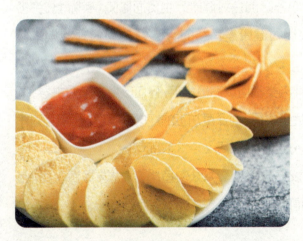

WHO 建议成人和儿童将反式脂肪酸摄入量减少到

总能量摄入量的 1%。《中国居民膳食指南》中特别强调建议反式脂肪酸每天摄入量不超过两克。

二、饱和脂肪，注意摄入量

饱和脂肪酸主要存在于动物油脂中，如猪油、牛油、羊油以及牛奶和肉类；植物性油脂中的饱和脂肪酸也不可忽视，如椰子油、棕榈油和可可油等。目前营养学界对于饱和脂肪酸对人体健康的具体影响尚无定论。然而，过度摄入经过反复加工和加热的饱和脂肪酸会给我们带来一系列健康问题。

需要提醒大家的是，不要陷入一个误区：认为饱和脂肪酸会带来健康隐患，就完全不吃。饱和脂肪酸并非一无是处，一些肉食、奶酪和牛奶等食物中含有丰富的营养成分，如蛋白质、维生素和矿物质等，这些是我们身体所需的。一些正在进行健身减肥的人如果完全不摄入含饱和脂肪酸的食物，可能会发现自己的头发干枯，皮肤失去光泽感，整体呈现出老态。因此，不能完全杜绝饱和脂肪酸的摄入，只要控制好量，每天摄入约 20 克，对身体健康是有益的。

三、不饱和脂肪酸

不饱和脂肪酸可分为多不饱和脂肪酸和单不饱和脂肪酸，它们均对人体健康有益。

多不饱和脂肪酸被誉为"心脏保护神"，其中包括 Omega-3 和 Omega-6，它们有助于维护心脏健康，预防高血压、冠心病和风湿性关节炎等疾病的发生。Omega-3 和 Omega-6 是人体自身无法合成的必需脂肪酸，必须通过外界摄入。它们常见于南瓜子、亚麻子、深海鱼和玉米油中。然而，富含多不饱和脂肪酸的植物油在高温下容易氧

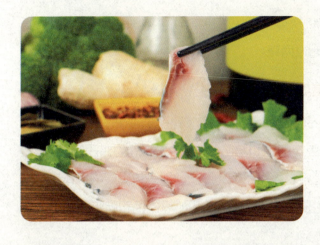

化，在保存和烹饪过程中难免会有营养流失。

Omega-3 是一种非常健康的脂肪，心血管疾病的临床试验显示，它能减少心血管疾病的发病率，降低甘油酸酯的水平，对预防治疗肝癌和抑郁症也有明显效果。Omega-3 脂肪酸家族包括三个关键成员：阿尔法 - 亚麻酸、二十碳五烯酸和二十二碳六烯酸（即 DHA），最好的来源是富含脂肪的鱼类，如鲑鱼、沙丁鱼或一些冷水鱼的鱼油。

Omega-6 在人体内也至关重要，它可以协调激素水平，帮助缓解经前不适、有益于皮脂腺的新陈代谢，解决皮肤过敏和干燥等问题。最重要的是，胆固醇的正常运转和代谢必须有 Omega-6 的参与。羽衣甘蓝、玉米油、大豆油、葵花子油和亚麻子油中都含有较为丰富的 Omega-6。

四、单不饱和脂肪酸

单不饱和脂肪酸被称为"血管清道夫"，其中最为重要的成员为 Omega-7 和 Omega-9。它们具有清除体内不良胆固醇的能力，能够预防血管壁损伤、动脉阻塞以及脑血栓等疾病。单不饱和脂肪酸广泛存在于橄榄油、花生油、菜子油、坚果以及牛油果等食物中。

Omega-7 具备提高人体对胰岛素敏感性的作用，有助于降低脂肪肝、减少炎症,对于糖尿病、代谢综合征以及动脉粥样硬化等疾病具有显著的疗效。此外,它不仅具备抗炎、控制"三高",以及预防胃溃疡的功能,还能够抑制食欲、助力减肥,并对改善皮肤状况产生积极影响。Omega-7 常见于一些深海鱼类以及某些植物类食物中,如坚果、海藻和沙棘等提取油中。

Omega-9 同样是不饱和脂肪酸中的重要一员,尽管它并非人体必需脂肪酸,但其存在对于必需脂肪酸发挥功能具有积极的促进作用,对健康有益。它能预防低密度脂蛋白胆固醇的氧化,保护血管壁,支持维生素 E 以及其他抗氧化物质清除自由基,从而保护细胞。Omega-9 常见于橄榄、杏仁、芝麻,鳄梨及其油中。

尽管 Omega-3、Omega-6、Omega-7 和 Omega-9 均具有重要作用,但我们在补充时不可盲目行事,必须关注它们的比例问题。Omega-7 和 Omega-9 属于非必需脂肪酸,选择性地摄入有助于身体各方面的健康发展。而 Omega-3 与 Omega-6 之间存在着一种对立关系,如果我们身体内存在炎症,Omega-6 会促进炎症的发展,而 Omega-3 则相反,它会缓解并抑制炎症的发生。

第 8 章
改变饮食习惯，清除内脏堆积的脂肪

不吃精制淀粉

许多减肥者常常感到困惑：尽管他们已完全摒弃了糖分，坚持每餐以蔬菜为主，彻底告别油炸食品，保持了充足的水分摄入，远离了碳酸饮料和奶茶，甚至还养成了定期锻炼的习惯，但体重依然如故，身体依然显得臃肿。难道真的存在某种神奇的"肥胖体质"，以至于如此严格的饮食和运动都无法撼动？

别再陷入这种无谓的猜疑！实际上，你很可能陷入了一个不易觉察的陷阱——那就是摄入过多的精制碳水化合物。这些经过深度加工的碳水化合物能迅速被身体吸收，并具有很高的血糖指数，这可能让你在不知不觉中体重增加！

那么，减脂不吃精制淀粉怎么样？减肥不吃米饭和面条，只要提到不吃主食，很多人就担心自己会饿，会营养不良。

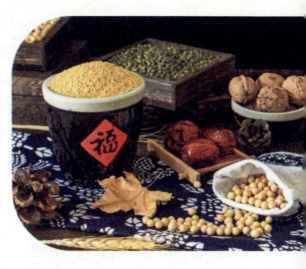

在我们的日常饮食中，米饭和面食等精致淀粉类食物占据了相当大的比重。这些食物在摄入后迅速转化为血糖，促进胰岛素的分泌，进而促进脂肪的合成。这一过程对内分泌和神经系统产生了一定的影响，与直接摄入糖分的效果相似。

值得注意的是，我们每天摄入的精制米面中淀粉含量相当高，一碗米饭的淀粉含量几乎相当于 20 块方糖。每个淀粉分子由成百上千的葡萄糖单元组成，在消化过程中这些葡萄糖单元被释放出来并转化为葡萄糖。这些葡萄糖随后进入血液并成为血糖，为身体的各个细胞提供能量。

一部分血糖会被转化为糖原，暂时储存在肝脏和肌肉中，作为能量储备。当身体需要能量时，这些糖原可以被重新转化为血糖以供使用。

然而，如果身体无法有效利用这些血糖或过量摄入精制淀粉类食物，致使血糖在短时间内快速升高，就会刺激身体分泌大量胰岛素，来处理掉这些血糖。如果你的身体代谢、肝脏、肌肉都利用不了它们，多余的血糖就会被转化为脂肪，变成你身上的赘肉。

有些人可能会说：吃主食会长胖，那我不吃主食，只吃蔬菜、水果不就行了！这种想法其实是不对的，完全不吃主食不仅不利于健康，而且可能会让你更容易胖。如果身体过度缺少碳水化合物，就容易出现头晕眼花、身体疲乏等一系列低血糖反应，严重还会有肌肉无力、记忆力减退、反应迟钝等问题。缺碳水化合物最致命的问题就是导致基础代谢率降低。能量消耗远低于正常水平，进而导致燃脂效果差，这是减脂大忌。

所以，没必要将碳水化合物视作洪水猛兽，主食可以吃，正确的碳水化合物摄入方式是：减少精制碳水化合物的摄入，增加全谷类、根茎类和抗性淀粉的摄入。

全谷类食物，如糙米、全麦面包等，含有丰富的膳食纤维和营养素，有助于增加饱腹感并稳定血糖水平。根茎类食物，如红薯、芋头等，也富含膳食纤维和营养素，同时含有抗性淀粉，这种淀粉在消化过程中转化为血糖的比例较低，有助于控制血糖和热量摄入。

除了全谷类和根茎类食物外，我们还可以通过改变食物的烹饪方式来增加抗性淀粉的摄入。例如，将糙米、红薯、芋头等食物煮熟后放凉，然后再吃。放凉之后可以使淀粉转变为抗性淀粉。这种抗性淀粉在消化过程中转化为血糖的比例较低，有助于控制血糖和热量摄入。

此外，还需要注意饮食的量和频率。即使是低糖、低热量的食物，如果摄入过多或过于频繁，也可能导致热量摄入超标。因此，合理安排饮食的量和频率也是保持健康和理想体重的关键。

饭前一碗汤，胜过良药方

俗谚有云，"饭前一碗汤，胜过良药方"。这句流传了千百年的话实际上蕴含着科学道理。食物从嘴巴开始，经过咽喉、食管，最终到达胃部，整个过程可以比作一条通道。而饭前喝汤，就好比是为这条通道添加了润滑剂。

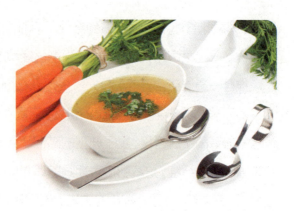

许多人选择喝汤，不仅仅是为了满足味蕾的享受，更重要的是因为喝汤具有滋补的功效，对身体有益。

事实上，饭前喝汤对于减肥是有一定帮助的。由于胃的容量有限，如果在进餐前先喝一碗汤，可以带来一定的饱腹感，从而减少进食量；此外，一碗汤进入胃中后，可以刺激胃酸分泌，润滑肠道，提醒胃肠道做好消化准备，促进食物的消化吸收。

饭前喝汤的正确方式

1. 注意喝汤的时间

有研究显示，最佳的餐前喝汤时间是餐前的 20 ~ 30 分钟。这是因为喝汤并不会立即产生饱腹感，而是会给胃一些时间来适应和反应。

2. 应选择清淡的汤料

不同的汤料热量和脂肪含量也会有所不同。虽然鸡汤和骨头汤等鲜美滋补的汤料很受欢迎，但是它们的高热量和脂肪含量并不利于减肥。因此，建议选择海带汤、冬瓜汤、紫菜汤、番茄汤等清淡的汤水。

3. 以慢速的方式喝汤

慢慢喝汤会为食物的消化吸收提供充足的时间。当你感到吃饱的时候，就意味着你已经吃得恰到好处了。然而，如果你快速地喝汤，等你意识到已经吃饱时，摄入的食物可能已经超过了你所需要的分量。

推荐一道清淡营养的汤品——冬瓜虾仁汤。

冬瓜是一种非常有益健康的食物。它富含维生素和矿物质，其中钾含量显著高于钠含量，属于典型的高钾低钠型蔬菜。此外，冬瓜还含有丰富的膳食纤维，是减肥瘦身期间的理想食材。中医认为，冬瓜味甘性寒，具有清热、利尿、消肿的功效。接下来，为大家介绍虾仁冬瓜汤的做法。

1. 准备食材：1 块冬瓜、少许香菜和处理过的虾仁，料酒、玉米淀粉、盐适量。

2. 所有处理好的虾仁放入一个大碗中，依次加入适量的料酒和玉米淀粉，抓匀后腌制 10 分钟备用。

3. 冬瓜去皮去瓤后切成片备用，香菜切成末。

4. 锅中加水烧开，将腌制好的虾仁放入锅中煮至变色，然后盛出备用。

5. 在另一个锅中倒入适量的清水，将冬瓜片放入锅中煮开。

6. 将之前煮好的虾仁放入冬瓜汤中，继续煮两分钟，关火。接着，加入适量的盐调味，最后放入香菜末即可。

喝汤小贴士

1. 避免饮用过热的汤或饮料。热饮或汤的温度超过 65℃时，可能增加患食管癌的风险。

2. 应适度减少食用汤泡饭。虽然汤泡饭本身并无毒性，但其特点在于饭粒未经充分嚼碎即被吞下。胃需将整粒的饭揉碎并消化，可能会负荷过重。

3. 在自制煲汤时，应适量减少盐和味精的使用。真正懂得品味食物的人，会专注于感受食材本身的鲜美。

4. 如果喜欢喝浓汤，建议在其他饭菜的选择上保持清淡口味。浓汤之所以美味可口，是因为熬汤过程中食材中溶出了大量脂溶性成分和氨基酸。

减肥怎么吃主食

在减肥过程中，主食摄入量的控制是必要的，但并不意味着要完全禁止食用。合理选择和搭配主食对于控制体重至关重要。优质的主食包括各种颜色的豆类、全谷类食物和薯类。这些食材富含膳食纤维、维生素和矿物质，有助于增加饱腹感，降低血糖波动，并提供持久的能量。

在减肥的过程中，我们应该如何确定主食的摄入量呢？对于体力活动较少的女性，建议在减肥期间每天摄取 150 ~ 200 克的粮食（烹调前的重量）。这样，可以在不感到饥饿的情况下，有效地控制体重。

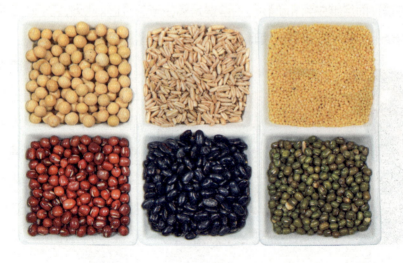

如果担心不吃主食会感到饥饿，那么可以尝试将主食替换为淀粉类干豆、全谷杂粮和薯类。这些食材的热量相对较低，可以帮助你更好地控制饮食。例如，200克的红薯能量相当于50克的大米。

为大家推荐一些优质的主食：

甲等减肥主食，包括各种颜色的芸豆、干豌豆、红小豆、干蚕豆、绿豆、鹰嘴豆等富含淀粉的豆类。

这些淀粉类干豆的淀粉含量大约在60%，泡软后煮出来口感沙沙的。它们的特点是饱腹感强，消化速度慢，餐后血糖平缓升高。更棒的是，无论是豆饭还是豆粥，如果不加糖，口感并不那么好，想多吃都难。由于它们的蛋白质含量高，减肥期间用它们部分替代粮食，有利于预防营养不良。但是，需要注意的是，黄豆、黑豆等能做豆浆、豆腐的豆子不属于淀粉类干豆，不能做主食。

乙等减肥主食，燕麦、小麦粒、大麦粒、荞麦、莜麦、糙米（包括黑米、红米、紫米等）、小米（包括黄小米、黑小米、绿小米等）等全谷类食物都是重要的角色。尤其是燕麦和莜麦，它们的饱腹感远超过白米、白面，而且维生素和矿物质的含量是精白米的几倍。此外，它们的血糖指数比小米、玉米等粗粮低，有助于控制血脂，对胃肠也更友好。

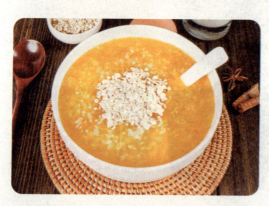

荞麦面和莜麦面做成的面食也是不错的选择。但是，小麦粒、大麦粒、青稞等整粒谷物含有较多的膳食纤维，消化速度慢，餐后血糖上升速度也慢，可能会引起胀气和

消化不良。需要注意的是，市面上的全麦面包、全麦馒头大部分名不副实，其主要成分是精白面粉，全麦粉很少，甚至只有几片麸皮点缀，这些食品并不能达到减肥的效果。

丙等减肥主食，包括土豆、山药、芋头、红薯、莲藕、嫩蚕豆、嫩豌豆等各种含淀粉的薯类或蔬菜。

这些食物的一个显著特点是高饱腹感。在淀粉含量相同的情况下，它们含有的维生素和钾比白米和白面更高，而且还含有粮食中缺乏的维生素 C。需要注意的是，烹调时不能加油、加盐，必须使用蒸煮的方法来食用，这样才能产生减肥的效果。如果将其作为菜肴或零食食用，只会导致体重增加。

不建议减肥期间过多摄入主食，如白馒头、白米饭、白面包子、白米粥、白面饺子、年糕、糯米团、米粉等。

这些食物的饱腹感较低，维生素含量也较少，而且餐后血糖上升速度过快，这不利于我们控制食欲。

在减肥期间，我们还应避免吃甜面包、甜饼干、膨化食品等高糖高油食品。这些食物不仅热量高，而且维生素和矿物质的含量很低。过多的油盐糖会让我们吃得更多，这对于减肥是不利的。

在减肥期间，我们应该尽量选择营养丰富且不容易导致肥胖的主食。通过合理搭配各种主食食材，我们可以组合出丰富多彩的主食选择。同时，保持规律的饮食时间和适当的运动量也是减肥成功的关键因素之一。

重口味、重油的菜涮水吃

减肥的朋友们都明白，油脂是热量炸弹。每 10 克的油脂大约含有 100 千卡的能量，因此，很多人都会在每天的饮食中严格控制油脂的摄入量，甚至对每一克油脂都会斤斤计较。

然而，外卖或堂食的菜品为了口味更佳，一般烹饪时都会多放糖、多放油，常吃不仅对减肥不利，对健康也有影响。

因此，在餐桌上，我们常常可以看到有些人会先倒一杯水，然后把菜放在里面涮一涮再吃。那么问题来了，我们在吃外卖或食堂的时候，先用水涮一涮真的能去油吗？这对减肥有帮助吗？

答案是：吃菜之前先用水涮一下，确实可以去油，并且对减肥也有一定的帮助。

原因有两点：

一是涮水或多或少可以减盐减油，特别是对于麻辣烫、火锅等重油食物来说。

二是涮了再吃有一种仪式感，时刻提醒你"我在减肥"，这样可以让你下意识地少吃，从而减少不必要的热量摄入。

另外，有人做过实验，发现用热水涮比用温水涮的效果会更好。因此，有这个习惯的朋友，建议使用热水涮菜。

虽然吃菜之前先涮水，能够去掉表面的油脂，但是仅仅靠涮菜并不能从根本上解决肥胖问题。菜表面的浮油所产生的热量非常微小。例如，你吃了一份油炸薯条，即使用白水涮十遍，也不会把油完全涮掉，高热量的来源是油炸薯条本身。

因此，要想从根本上解决肥胖问题，还需要从饮食方面入手。健康的一餐必须包含合理的热量摄入、均衡的饮食结构，丰富的蔬菜、低糖、低碳水化合物、少油是加分项。

所以，我们需要做的就是控制好一日三餐中三大营养素——碳水化合物、蛋白质、脂肪的摄入比例。

按时吃饭可以帮助减肥

许多人发现，尽管他们努力减肥，效果却并不理想。事实上，除了体质差异外，生活习惯是导致减肥效果不同的重要因素。其中，饮食习惯对减肥的影响尤为显著。

随着生活节奏的加快，人们越来越忽视按时吃饭的重要性，而过度关注卡路里的摄入。然而，吃饭时间对于减肥和健康的影响不容忽视。

一项研究指出，不规律的饮食习惯可能对健康产生负面影响。实验发现，两种不规律的饮食行为可能对健康造成危害：晚饭时间不规律以及周末与平时的饮食差异过大。

事实上，这两种不规律的饮食现象普遍存在。许多人在工作日能够保持相对规律的饮食习惯，但到了周末或休息日，往往会因为社交、情绪压力等原因而大吃大喝，打破了平时的饮食习惯。还有就是加班、工作繁忙等原因也使得许多人无法按时吃晚饭，常常是等到深夜才吃上一顿简陋的夜宵。研究表明，晚上摄入的热量较难消耗，容易导致热量过剩，进而引发肥胖。

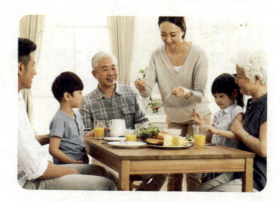

一项实验发现，在控制总热量、运动和睡眠等因素相同的情况下，晚餐提前的人在 20 周的减肥期间内瘦得更多。这表明，调整晚餐时间对于减肥具有积极意义。

不规律的饮食习惯还可能对身体产生其他负面影响。长时间不进食会导致血糖和血压升高，增加心血管疾病的风险。同时，肠胃功能的失调也与不规律的饮食有关，可能导致肠胃问题、免疫力下降等。

为了保持健康和理想的体重，我们需要关注饮食的规律性。以下是一个健康饮食时间表，供大家参考：

7:00—8:00

起床后先喝一杯水，补充夜间失去的水分。接着享用一顿丰盛的早餐，包括鸡蛋、牛奶、谷物、全麦面包等。早餐应以清淡为主，但要保证足够的碳水化合物摄入。

10:00—11:00

此时可以食用一些水果或坚果作为上午的小零食，如葡萄、番茄等。这些食物能够帮助减压并保持血压稳定。

12:00—13:00

午餐是一天中非常重要的一餐。选择一份营养均衡的午餐，包括主食（如米饭、馒头、面条、大饼等）、副食（如肉类、蛋类、豆制品、海产品、蔬菜等）。建议食物种类多样化，以满足身体所需的营养素。

15:00—16:00

下午的工作或学习可能会使人感到困倦或饥饿。此时可以泡一杯茶或咖啡提神醒脑，或者吃一根香蕉补充能量。

18:00—19:00

晚餐应以清淡为主，选择维生素和纤维丰富的食物，如蒸煮或清炒的蔬菜等。晚上 21:00以后尽量避免进食，以免影响消化和睡眠。

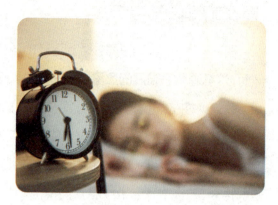

22:30—23:00

在这个时间段准时睡觉对于健康非常重要。避免熬夜和过度疲劳，确保充足的睡眠时间。

除了以上建议的时间表外，还有一些注意事项可以帮助我们保持健康的饮食习惯：

1. 避免过度饥饿或暴饮暴食

长时间空腹会导致血糖过低，而暴饮暴食则可能引发肠胃不适和消化不良。合理安排餐次和食量，保持适度的饥饿感是健康的饮食之道。

2. 注意饮食卫生

在选择食物时，应避免食用过期或不新鲜的食物，注意餐具的清洁消毒工作，避免食品污染引发肠胃问题。

3. 坚持适量运动

运动可以帮助消耗多余热量和脂肪，提高新陈代谢率，增强身体素质和免疫力。与健康饮食相结合，适量运动是减肥和保持健康的有效方法之一。

喝酒等于喝油是真的吗

在社交场合，我们经常会听到这样的邀请："来，一起喝一杯吧！"然而，这杯酒背后隐藏的热量秘密却鲜为人知。

一克纯油的热量是 9 千卡，而一克酒精的热量可以达到 7 千卡，因此，说喝酒等于喝油并不夸张。酒精度越高的酒，含的热量越高。不同种类的酒热量各异。100 毫升啤酒的热量是 41 千卡，100 毫升黄酒的热量是 84 千卡，100 毫升白葡萄酒的热量是 84 千卡，100 毫升红葡萄酒的热量是 94 千卡，100 毫升江米酒的热量是 115 千卡，100 毫升白酒的热量是 378 千卡，100 毫升曲酒（55 度）的热量是 418 千卡。

而且，酒精的摄入往往伴随着高热量食物的摄入。在饮酒过程中，人们常常会选择高热量的食物，如炸鸡、薯片、坚果等。此外，过量饮酒可能导致食欲增加，从而摄入更多的食物。

酒精进入人体后，它会在消化系统中被吸收并进入血液。血液将酒精运送到各个器官和组织，在此过程中，酒精会不断地分解和代谢。然而，酒精的代谢过程中会释放出大量的热量，这些热量如果未能及时消耗，便会转化为脂肪存储于体内，从而导致体重增加。

酒精在体内的代谢过程中会产生大量的热量，这会促使一种名为 NADH 的酶增加。NADH 会减少分解代谢，促进合成代谢，包括脂肪酸的合成。这意味着酒精可能会诱导身体储存脂肪。大部分酒精在肝脏中被代谢，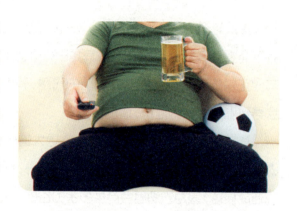最终生成乙酸。乙酸经过体内的循环代谢会被进一步氧化分解为二氧化碳和水，并通过汗水、尿液、呼吸等方式排出体外。然而，如果热量过剩，大约 3% ~ 5% 的酒精最终会转化为脂肪。

关于酒精与体重的关系，还有许多人们不知道的真相。一项调查显示，四成人对酒精饮料中的高热量一无所知。这意味着许多人可能没有意识到饮酒对体重的影响。此外，经常饮酒的人相较于不常饮酒的人，平均每月多摄入 2000 卡热量。

在饮酒过程中，人们常常想要吃一些小零食，比如炸鸡。卫生部门的调查报告显示，几乎有三分之一的人会在饮酒时选择食用薯片、坚果或者猪肉饼等食物，而将近五分之一的人则会选择外卖食品（如油炸花生米、卤味、凉拌菜、烤串）。这些食物的热量往往较高，进一步增加了热量的摄入。

另外，需要注意的是，超过三分之一的被调查者表示，当他们饮酒量超过推荐每日限量时，通常会比平常吃得更多，或者选择不健康的食物。在 10 名饮酒者中，有多于六个人会在宿醉之后选择不健康的早餐。这意味着饮酒过量可能会影响人们的饮食习惯，从而导致体重增加。

除此之外，酒精还可能对身体的代谢产生影响。由于我们的身体并不需要酒精，因此，身体会将其排出体外。这个过程可能会暂时中止其他正常的代谢过程，例如，脂肪的代谢，转而优先代谢酒精。这可能会导致脂肪在体内堆积，增加体重。

长期饮酒还可能对身体健康造成更大的危害，导致肝脏负担过重，对肝脏正常功能造成不可逆转的损伤。此外，饮酒过量还会对心血管系统造成损害，因为饮酒后会产生多余的谷氨酸盐，引起心脏亢奋和血压升高。这可能会导致各种心血管疾病的风险增加。

此外，酒精还会对消化系统、神经系统、肾脏和内分泌系统等产生危害。例如，大量饮酒会导致胃溃疡和胃出血等问题。此外，酒精还会影响神经系统的正常功能，导致意识模糊、反应迟钝等问题。长期饮酒还可能对肾脏和内分泌系统造成损害。

为了保持健康和理想的体重，我们需要对酒精的热量有清晰的认识，并控制其摄入量。同时，关注饮酒对整体健康的负面影响也是非常重要的。《中国居民膳食指南》建议成年男性和女性一天最大饮酒的酒精量分别不超过 25 克、15 克。

要减肥和控制体重，还是需要通过控制饮食减少能量摄入，并增加运动来消耗能量。选择健康的饮品也是非常重要的，白开水是最好的选择之一。

放慢吃饭速度，让减肥事半功倍

在谈吃饭速度与减肥之间的联系之前，我们先说一下食欲和饥饿的关系。身体的系统是庞大且复杂的，当感到饿的时候，血液中的"饥饿激素"和空胃会向大脑发出信号。吃饱的时候，胃里的神经会向大脑发送饱了的信号。如果我们进食的速度太快，就会导致身体忽视了大脑传递的饱足信号。如与饱足感相关的激素、神经肽 Y 和胰高血糖素样肽 −1。这些信号就是告诉身体，不能再吃了，已经够了。而这些信号原本

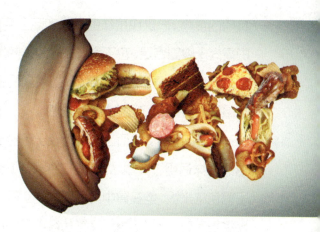

就有"延迟"，我们的进食的速度又很快，很难不吃撑。

　　一篇发表在医学杂志上的文章研究了非肥胖人群和肥胖人群不同的进食速度。研究结果不出所料：当被要求快速进食时，实验者摄入的总热量更多。

　　实验中，快速进食者平均每分钟摄入 102 卡，而慢速进食者每分钟仅摄入 39 卡。在整个进餐过程中，快速进食者比慢速进食者多摄入了 63 卡。这很容易理解：在相同时间内，进食速度慢，吃得少；进食速度快，吃得多。为什么要慢一点呢？就是等一等习惯"延迟"的信号。

　　如果你觉得自己太瘦了，想要增加一些重量，那么吃得更快可以让你摄入更多食物。但是，如果你的目标是减脂，那么从现在开始，你应该尝试着放慢进食的速度。

　　此外，人类的胃主要根据体积来衡量进食量，而不是通过卡路里来产生饱腹感。快速进食组比慢速进食组更快感到饥饿。

　　例如，当我们吃下一块小蛋糕时，尽管我们并未充分咀嚼，但它很快就会被我们的胃所接纳。然而，我们的胃仍然有足够的空间来容纳

其他的食物。但这块蛋糕的热量实际上与一大碗米饭相当。由于我们的胃尚未感到饱足，它不会向我们的大脑发送饱腹信号，因此，我们可能会无意识地再吃一块。那么，如果我们将蛋糕换成西蓝花呢？不但热量低而且令我们很快就有饱腹感。

此外，在进食时适当饮水相较于单独进食，更易产生饱腹感。这一结论同样适用于其他"大体积"食物，如水果和蔬菜。这些食物相较于面包或米饭，能在胃中占据更大的空间。通过食用这些合适的食物，既能摄入更少的卡路里，又能获得更强的饱腹感。对于减脂来说，这无疑是一种双赢的策略。

5 个让你放慢进食速度的小窍门

1. 小口进食：尽量将牛排或鸡胸肉切成小块，增加咀嚼次数，从而放慢进食速度。

2. 咀嚼彻底：确保每口食物咀嚼 15 ~ 20 次，这不仅有助于大脑收到饱足的信号，还能让每个味蕾充分品尝到食物的美味。

3. 放下餐具：用餐间隙放下餐具，与同伴交谈，可以更好地回味用餐的愉悦之情。

4. 提前准备好水：为了增加饱腹感，餐前可以先适量喝水，减少之后的食物摄入量。

5. 多吃水果和蔬菜：水果和蔬菜含有大量水分和纤维，所占体积较大，可以帮助你增加饱腹感。

每个人的体质都不同，但当你决定减脂时，你的"肚量"已经给出了答案。多吃容易产生饱腹感的低卡食物，合理规划每餐的营养摄入，放慢进食速度。同样地，你可以放宽某些食物的摄入量限制。

例如，有人在日常饮食中完全不限制蔬菜的摄入量，这样可以摄入更多营养并获得更多饱腹感。这些对于经常需要参加聚餐或应酬的人来说都是很棒的小窍门。在这个无论做什么都追求更快的世界里，大家都匆匆忙忙，为何不停下脚步，花上十几二十分钟享受一顿美食呢？这样也许能带给你更多收获。

等值食物交换表

食物交换份法是一种国内外广泛采用的食谱编制方法。该方法将常食用的食物按照其所含营养成分的比例分为六类，包括主食类、蔬菜类、水果类、鱼肉类、乳类和油脂类。每份食物都提供相同热量（90千卡），以便交换食用。

1. 食物交换份的应用原则

在采用食物交换份法进行食物交换时，应仅限于同类食物间的互换。具体来说，应以粮食换取粮食，以肉类换取肉类，以豆类换取豆类。不推荐跨种类的食物交换，因为这样可能会增加食谱中营养素含量的差异和不确定性，从而影响膳食平衡。

2. 谷薯类（主食类）

等值粮谷类交换表 单位：克

食物名称	交换份质量	食物名称	交换份质量	食物名称	交换份质量
挂面	25	青稞	26	花卷	42
面条（生）	30	小米	25	馒头	38
龙须面（鸡蛋面）	26	小米面	25	烧饼（加糖）	30

黑米	26	荞麦（黄）	27	油条	23
方便面	19	高粱米	25	薏米面	26
稻米	26	薏米（带皮）	28	荞麦面	26
强化蛋白通心粉	26	玉米（鲜）	80	燕麦	27
小麦粉	25	玉米棒	28		
大麦	28	黑大麦	28		

注：每份提供能量约 90 千卡。

等值薯类及制品交换表　单位：克

食物名称	交换份质量	食物名称	交换份质量	食物名称	交换份质量
土豆（烤）	129	红薯	161	山药（鲜）	158
甘薯（白皮）	85	大薯（鲜）	83	芋头	161
土豆	111				

注：每份提供能量约 90 千卡。

3. 蔬菜类

等值鲜豆及蔬菜交换表　单位：克

食物名称	交换份质量	食物名称	交换份质量	食物名称	交换份质量
蚕豆（鲜）	81	蒜苗（黄）	375	茼蒿（鲜）	375
荷兰豆	300	洋葱（鲜）	225	生菜	750
豌豆（带荚，鲜）	81	韭黄	375	竹笋（鲜）	391
四季豆	375	大白菜	450	百合（鲜）	54

黄豆芽	191	瓢儿白	500	莴笋叶	600
白萝卜（鲜）	563	油菜	642	茄子	391
胡萝卜	281	西蓝花	333	西葫芦	474
扁豆	220	芹菜茎	409	丝瓜	450

注：每份提供能量约 90 千卡。

4. 水果类

等值水果交换表 单位：克

食物名称	交换份质量	食物名称	交换份质量	食物名称	交换份质量
苹果	170	杧果	257	梨	176
柿	122	桑葚（红）	164	阳桃	290
桃	214	橙	188	枇杷	220
杏	237	火龙果	164	橘	214
樱桃	196	冬枣	80	柚（文旦）	214
榴梿	60	菠萝	205	西瓜	290
香蕉	97	葡萄	200	桂圆	127
石榴	125	哈密瓜	265	荔枝	127

注：每份提供能量约 90 千卡。

5. 蛋类、鱼肉

等值鱼 / 肉 / 蛋类交换表 单位：克

食物名称	交换份质量	食物名称	交换份质量	食物名称	交换份质量
猪瘦肉	63	火腿	27	对虾	97
牛瘦肉	85	蟹肉	145	生蚝	158
鸡肉	54	罗非鱼	92	鱿鱼	120
鸭肉	38	鲢鱼	90	鸡蛋	63
兔肉	88	带鱼	71	鸭蛋	50
羊肉（瘦）	76	鲑鱼	77	松花蛋（鸡蛋）	51
大排	32	草鱼	80	鹅蛋	46
烤鸡	38	鲫鱼	83	咸鸭蛋	47
火腿肠	42	鳊鱼	67	鹌鹑蛋	56
香肠	18	黄鱼	93		
酱牛肉	37	基围虾	89		

注：每份提供能量约 90 千卡。

6. 奶类及其制品

等值奶类交换表 单位：克

食物名称	交换份质量	食物名称	交换份质量	食物名称	交换份质量
牛乳	167	酸奶（脱脂）	158	酸奶（中脂）	141
酸奶	125	全脂牛奶粉	18		

注：每份提供能量约 90 千卡。

7. 坚果、豆类及其制品

等值干豆及坚果交换表 单位：克

食物名称	交换份质量	食物名称	交换份质量	食物名称	交换份质量
黄豆（大豆）	23	花豆（干）	27	松子（生）	14
豆腐	107	扁豆（干）	27	榛子（熟）	14
豆腐干	46	豇豆（干）	27	花生（鲜）	28
绿豆（干）	73	豌豆（干）	27	葵瓜子	15
赤小豆	28	核桃（干）	14	开心果（熟）	14
松子（生）	14	黄豆（大豆）	23	花豆（干）	27
杏仁	16	黑豆（干）	22	芸豆（干，红）	27
黑豆（干）	22	芸豆（干，红）	27	杏仁	16
青豆（干）	23	蚕豆（干）	27	腰果（熟）	15

注：每份提供能量约 90 千卡。

根据上面提供的数据，我们可以通过食物交换份的方法来大致估算自己摄入热量的情况。同时，遵循同类食物可以互换的原则，我们可以在日常饮食中增加食物的种类，以达到膳食平衡，保持健康生活方式的目的。

第 9 章
科学运动，轻松减脂

BMI（身体质量指数）、体脂率、腰臀比和基础代谢率，是关于人体肥胖和脂肪状况的重要信息。在关注这些指标时，应该结合个人的身体状况、饮食习惯和生活方式综合考虑，以制订合理的健康管理计划。

一、BMI

BMI（身体质量指数）是一个可以简单、快速衡量人体肥胖程度的标准。分析你的体重是否达标，看 BMI 就能大概了解，但是要真正评判是否肥胖，还需要进一步考量体脂率、腰臀比、基础代谢率等。

BMI 计算公式：BMI= 体重（千克）/身高（米）^{2}。

举一个例子，如果一个人的身高为 1.75 米，重为 68 千克，他的 BMI=68 / 1.75^2，约等于 22.2，属正常。

下表是成人的 BMI 标准，可以算算自己的身材是属于正常还是超重。建议将 BMI 控制在 22 左右，这是比较理想的。

成人的 BMI 标准（亚太地区）

分类	BMI
体重过低	< 18.5
正常	18.5 ~ 22.9
超重	≥ 23
肥胖前期	23 ~ 24.9
I 度肥胖	25 ~ 29.9
II 度肥胖	≥ 30

通常,体重指数 < 18.5,体重过低,属消瘦;体重指数在 18.5 ~ 22.9,属正常范围;体重指数在 23 ~ 24.9,超重,属肥胖前期;体重指数在 25 ~ 29.9,为 I 度肥胖;体重指数 ≥ 30,属 II 度肥胖。

然而,BMI 并不适用于所有人群,例如,儿童、老年人、孕妇、运动员和有特殊健康状况的人。因为这些人的身体状况与一般人有所不同,所以需要结合其他指标和医生的建议来评估健康状况。

二、体脂率

"体脂率"这个词对大部分人来说并不陌生,但是清楚如何测量体脂率的人就很少了。顾名思义,体脂率指的是人体脂肪与体重的比例。体脂率过高容易患各种疾病,例如,高血压、糖尿病、高脂血症等,而计划怀孕的女性如果不在孕前调整好体重,容易在孕期患糖尿病或高血压等,所以不容小觑。

测量体脂率有多种方法,第一,最准确的应该是使用专业皮脂夹来根据不同部位的数据综合评估;第二,是使用一般的体脂仪来测量。那么如果没有这些工具该如何检测体脂率呢? 可以用大拇指和食指在你的肚脐周围捏一块肉，向外拉起，两指之间的部分就是你的脂肪了。此外，还有其他方法。请看下面的计算公式。

成年女性的体脂率计算公式：

参数 a= 腰围（厘米）×0.74;

参数 b= 体重（千克）×0.082+34.89；

体脂肪质量（千克）=a–b；

体脂率 =（体脂肪重量÷体重）×100%。

成年男性的体脂率计算公式：参数 a= 腰围（厘米）×0.74；

参数 b= 体重（千克）×0.082+44.74；

体脂肪质量（千克）=a–b；

体脂率 =（体脂肪重量÷体重）×100%。

计算出体脂率后，再来对照下表。

对比之后即可知道自己的身体情况，再结合之前的 BMI，就能进一步了解自己的身体状况。

体脂率对照表

运动员	
女性 14% ~ 20%	男性 6% ~ 13%
一般健康人士	
女性 21% ~ 24%	男性 14% ~ 17%
轻度肥胖人士	
女性 25% ~ 31%	男性 18% ~ 25%
严重肥胖人士	
女性 ≥ 32%	男性 ≥ 25%

三、腰臀比

腰臀比是预测肥胖的指标。通常来说，腰臀比值越小越好，如果腰臀比值较小，说明你的身体健康。而且，腰臀比还可以预测人类患心脏病的风险。如果你的腰围相比于臀围过大，说明脂肪大量储存在腹部，这是一个危险的信号，说明你的身体偏胖，且患心脏病的风险较大；反之，则说明你的下肢肌肉强壮，身体相对来说比较健康。

自己在家测量腰围、臀围的方法。

腰围：用软尺测量肋骨以下、髋关节以上最细的地方。

臀围：用软尺测量臀部最突出部位一周的长度。

下面是腰围和臀围的国际统计平均数值，大家也可以来比较看看。

腰围：

亚洲男性平均为 73.35 厘米；

亚洲女性平均为 65.79 厘米；

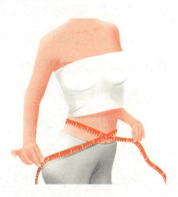

欧美男性平均为 83.99 厘米；

欧美女性平均为 72.55 厘米。

身高腰围指数［（腰围 / 身高）×100］：

亚洲男性平均为 42.79%；

亚洲女性平均为 41.34%；

欧美男性平均为 47.84%；

欧美女性平均为 44.53%。

以上数据表明，男性的平均腰围明显大于女性，男性的身高腰围指数平均值也大于女性，即女性的腰相对更细。

臀围：

亚洲男性平均为 88.82 厘米；

亚洲女性平均为 91.66 厘米；

欧美男性平均为 98.37 厘米；

欧美女性平均为 96.69 厘米。

身高臀围指数［（臀围／身高）×100］：

亚洲男性平均为 52.07%；

亚洲女性平均为 57.78%；

欧美男性平均为 56.03%；

欧美女性平均为 59.34%。

以上数据表明，男性与女性的平均臀围接近，而女性的身高臀围指数平均值明显大于男性，即女性的臀部相对更大。

腰臀比（腰围／臀围）：

亚洲男性平均为 0.81；

亚洲女性平均为 0.73；

欧美男性平均为 0.85；

欧美女性平均为 0.75。

综上我们可以看出，男性腰臀比平均值明显大于女性，两性腰臀比存在差异明显。再结合 BMI 和体脂率，这就有了对于男性、女性身材是否标准的评估考量。3 个数值越接近标准值的人，不管从健康角度还是身材的匀称性角度来说都越好。

四、基础代谢率

基础代谢是指我们在不运动的情况下，一天当中人体为了维持生命所需要消耗的能量。减脂的最基本原理，是制造能量缺口，即我们每日消耗的能量与摄入能量的差值。在一定程度上，这个差值越大越有利于减脂。在现今的社会环境下，很多人由于缺乏锻炼，导致身体肌肉力量较弱，这直接影响新陈代谢的快慢。要想加快新陈代谢，除了平时多喝水之外，建议增加一些力量训练来提高肌肉质量，饮食可以少量多餐。

基础代谢的计算公式：

BMR（男）= [13.7× 体重（千克）]+[5.0× 身高（厘米）]–（6.8× 年龄）+ 66。

BMR（女）= [9.6× 体重（千克）]+[1.8× 身高（厘米）]–（4.7× 年龄）+ 65。

正常人的基础代谢率通常在 1200 ～ 1500 千卡左右，具体消耗量由每个人的身体及运动情况而决定。如果基础代谢率低，脂肪的分解速率就会减慢，导致体重增加。维持基础代谢率在正常水平对于人体健康至关重要，可以通过合理饮食、适量运动和良好的睡眠来保持身体健康。如果出现基础代谢率异常增高或降低的情况，要及时就医排查病因并采取有针对性的治疗措施。

正确做有氧运动高效减脂

减脂当然少不了有氧运动。有氧运动是指人体在氧气充分供应的情况下进行的体育锻炼。即在运动过程中，人体吸入的氧气与需求相等，达到生理上的平衡状态。

一、有氧运动有效减脂的原因

有氧运动是在有氧代谢状态下，长时间进行耐力运动。其运动时间较长（约 30 分钟或以上），运动强度在中等或中上的程度（最大心率值的 60% ~ 80%）。

有氧运动使得血液循环系统、呼吸系统得到充分有效刺激，提高心肺功能，加速新陈代谢，加速消化，消耗热量。

运动会使得人体的肾上腺素分泌增加，从而促进脂肪的燃烧。

有氧运动可增加人体内优质胆固醇——高密度脂蛋白的含量。

研究人员发现，从事有氧运动的人平均每 0.1 升血液里的高密度脂蛋白增加了 2.53 毫克；能够使高密度脂蛋白发生量变的最少运动量是每周两小时，或相当于能够消耗 900 卡热量的运动量；对体重较大的人来说，有氧运动增加优质胆固醇的效果尤为明显。

二、有氧运动减脂效果如何，取决于有氧运动的四大要素

1. 运动的内容和方式

有氧运动有很多种，如跑步、快走、骑车、游泳、健身操等。这些运动大多为全身性的、主要大肌群参与的周期性运动，强度较低，持续时间长，易于坚持。选择何种运动方式取决于个人的身体机能评定结果、

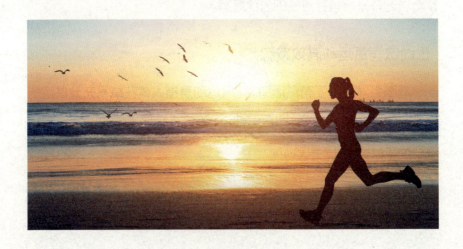

兴趣爱好及客观条件，一般可选择 1 ~ 2 项为主要方式，并长期坚持。

2. 运动的强度

运动强度是运动是否有效的关键。运动强度越高，心率就越快，因此，一般通过测定心率来确定运动强度。通常用运动时的心率与本人最大心率的比来确定运动强度（最大心率估算公式为：最大心率 =220- 年龄），即心率强度达到合理的有氧区间（最大心率的 60% ~ 80%）才有一定的锻炼效果。

3. 运动的时间

从运动生理学角度看，若加上准备活动及整理活动，有氧运动所需时间最少为 20 分钟，这是有氧运动时间的最低限度——必要运动时间。

在机体心肺功能动员起来之后，还应维持靶心率一段时间，才能对机体产生较深刻的影响。因此，一般有氧运动的有效持续时间为 20 ~ 60 分钟。同时，要考虑运动强度，因为运动时间与运动强度共同决定了运动量的大小。如果运动强度大，可以减少运动时间；如果运动强度较小，可以适当增加运动时长。但要注意避免过度运动导致肌肉蛋白分解增加，俗称"掉肌肉"。

4. 运动的频率

有氧运动也要安排好每周的运动量。为了维持人体正常的健康状态，成人大约每周需要 150 分钟的中等强度训练，或者 75 分钟的高强度训练。因此，一周 3 ~ 5 次的频率是比较合适的。

三、进行有氧运动的最佳时间

在一天当中，有两个时段是进行有氧运动的最佳时机——早晨和力量训练之后。

早晨，经过一夜的休息，人体处于一种燃脂供能状态，选择进行一些低强度的有氧运动是非常合适的。这样可以让身体在这一天中保持充沛的能量。另外，力量训练之后是进行有氧运动的好时机，因为力量训练会消耗大部分的糖原储备，这样一来，在进行后续的有氧运动时，脂肪的燃烧效率会更高。

力量训练由于是糖原供能，会产生乳酸，乳酸的堆积会影响运动能力和运动后机体的恢复，而力量训练后再进行有氧运动可以将乳酸氧化，避免乳酸的堆积。

四、有氧运动减脂推荐

1. 骑自行车

骑自行车每小时燃烧约 500 ~ 1000 卡热量。骑自行车不仅能有效减脂，还可通过出汗排除废弃物和促进皮肤新陈代谢。这项运动适合各个年龄段的人，无须特殊技术要求。此外，骑自行车还能全面锻炼肌肉，达到全身 70% 的运动范围。在踩动脚踏板时，可以锻炼大腿表侧的四头肌和臀部的大臀肌；踏板传递的力量能够起到锻炼小腿三头肌的作用；双手扶着把手，可以锻炼背部肌肉，同时双手手腕上的上腕三头肌以及上半身的肌肉也可以得到锻炼。

2. 跳绳

跳绳运动每小时燃烧约 880 卡热量。跳绳是一项简单易学且效果显著的运动，只需一小块空地即可进行锻炼，是一种很好的有氧运动。跳绳能在几分钟内提高心率和呼吸频率，迅速减轻体重。

3. 游泳

游泳每小时燃烧约 800 卡热量。游泳是一项全身性运动，夏季是最适合游泳的季节。女性朋友可以通过游泳塑造身材，坚持游泳能锻炼全身的肌肉，并提高心肺功能。由于水的密度和传热性都比空气大，人在水中活动的阻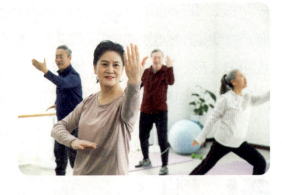力比陆地上大 12 倍，从而消耗更多热量。游泳时，背部、胸部、腹部、臀部和腿部的肌肉都能得到充分锻炼，在不知不觉中就能减掉多余脂肪，塑造完美体型。

4. 跳舞

跳舞每小时燃烧约 600 ～ 800 卡热量。跳舞是一种非常好的减肥运动，无论年龄大小均可参与。在跳舞过程中，可以全面锻炼身体，塑造完美身姿。此外，它还是放松心情的好方法。有空闲时间时，可以在家放愉快的音乐，舞动手脚，或者参加舞蹈培训班、俱乐部等。每天试着跳舞 1 小时，身上的肌肉都将得到锻炼。

5. 负重走（穿负重马甲走）

负重走每小时燃烧约 464 卡热量。在快速行走时穿上负重马甲可额外燃烧 10% 的热量。负重马甲可装载约 36 千克的负重物，这些负重物呈块状，可直接放入马甲口袋。负重马甲的运动效果优于绑沙袋或举哑铃的方式，有助于健身者控制身体姿势。为安全起见，负重量不要超过体重的 20%。

6. 爬山

爬山每小时燃烧约 400 卡热量。爬山既锻炼身体又陶冶情操，是一项理想的健身项目。爬山属于有氧运动，使肌肉获得比平常高出10倍的氧气供应，能增加血液中蛋白质的含量，增加免疫细胞的数量，增强免疫力，帮助体内有害物质、毒素等及时排出体外，促进新陈代谢的同时加快脂肪消耗，因此，爬山也具备塑形功效。

无氧运动减肥，成功率高吗

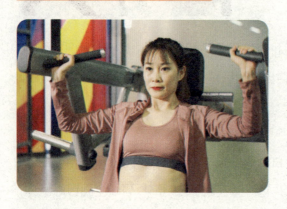

虽然许多人认为有氧运动是燃烧脂肪最有效的方式，但其实无氧运动在减肥方面也起着不可忽视的作用。无氧运动，主要指肌肉在缺氧状态下进行的高速、剧烈的运动，虽然不像有氧运动那样能够直接燃烧大量脂肪，但它在塑造身材、增强肌肉力量和改善身体成分等方面具有显著效果。

一、无氧运动的特性和作用

首先，让我们来了解一下无氧运动的特性和作用。无氧运动通常包括重量训练、核心训练和爆发力训练等，这些运动能够刺激肌肉生长和发展，提高身体的力量和稳定性。虽然无氧运动在燃烧脂肪方面的效果不如有氧运动，但它在塑造身体线条、改善身体成分方面具有显著效果。通过增加肌肉含量，无氧运动可以提升基础代谢率，使身体在休息状态下也能消耗更多热量，从而促进减肥。

此外，无氧运动还可以提高身体的爆发力和耐力。重量训练可以帮助增加肌肉力量和耐力，提高身体的爆发力和稳定性。这不仅有助于塑造身材，还能改善身体的协调性和平衡性，减少运动损伤的风险。

二、将无氧运动融合减脂计划

那么，如何将无氧运动融入减肥计划中呢？首先，你可以选择适合自己的无氧运动方式，如重量训练、核心训练和爆发力训练等。建议每周进行 2 ~ 3 次无氧运动训练，每次训练时间控制在 30 ~ 60 分钟。

其次，合理安排训练强度和组数。为了达到减肥效果，你需要适当增加训练强度和组数，但不要过度训练，以免导致肌肉疲劳和损伤。根据自己的身体状况和能力逐渐增加训练强度和组数。

最后，训练后要注意饮食和休息。饮食对于减肥非常重要，合理安排饮食可以提供足够的能量和营养素，促进肌肉的生长和修复。同时，保证充足的休息也是非常重要的，给身体足够的时间来恢复和生长肌肉。

三、最佳运动方式：有氧运动与无氧运动结合

虽然有氧运动在燃烧脂肪方面具有明显优势，但无氧运动在减肥方面也起着重要的作用。通过合理安排无氧运动训练、饮食和休息等，可以达到理想的减肥效果。同时，结合有氧和无氧运动可以更全面地提升身体素质和健康水平。

需要注意的是，每个人的身体状况和能力不同，因此，在制订减肥计划时应该根据自己的实际情况进行调整。如果有任何健康问题或疑虑，建议在开始减肥计划前咨询医生或专业健身教练的建议。

四、无氧运动的减肥项目清单

1. 深蹲

深蹲是一种非常有效的无氧运动，它不仅可以锻炼大腿前侧的股四头肌，还能刺激全身的肌肉群。这种运动对于塑造苗条身材有着显著的作用。在进行深蹲时，保持正确的姿势是至关重要的。确保臀部始终低于膝盖，尽量让臀部向后移动，并保持身体的平衡。每次下蹲时，要确保肌肉达到收缩的峰值状态，并在动作完成时吸气。建议进行 3 ~ 4 组，每组 20 ~ 25 次，以达到最佳效果。

2. 高抬腿

高抬腿也是一种无氧运动，能帮助我们有效地燃烧脂肪。通过快速进行高抬腿，可以锻炼下肢甚至整个身体。在做高抬腿时，要注意大腿的发力，尽量使大腿抬高并尽可能贴近前胸。你也可以选择与其他人一起进行集体练习，这样能更好地坚持下去。建议进行 5 ~ 7 组，每组 20 ~ 25 次。

3. 平板支撑

平板支撑是一种非常受欢迎的无氧运动，它对腹部和其他核心肌群的锻炼效果显著，有助于塑造苗条身材。在做平板支撑时，身体要保持呈一条直线，脚尖和前臂着地，收紧腹肌和盆底肌。保持呼吸均匀，每次持续 60 秒，一次训练进行 4 组，每组间隔不超过 20 秒。

4. 卷腹运动

卷腹是针对腹部的经典无氧运动，能有效地锻炼腹直肌。在地面上平躺，膝盖弯曲至 90°，双脚平放在地面，双手交叉放在胸前或耳朵上。通过慢慢呼气使肩胛骨离开地面，同时保持腰部固定。然后慢慢吸气回到原位。在做抬腿卷腹时，双脚同时弯曲并抬起，保持小腿与地面平行。

尽管卷腹与仰卧起坐在动作上有些相似，但卷腹的技术要求和锻炼效果更佳。它主要依靠髂腰肌和股四头肌的运动来实现减肥目的。

5. 哑铃操

哑铃操是一种使用哑铃进行力量训练的无氧运动，对于减肥非常有效。单手握住哑铃或装满水的矿泉水瓶，手肘弯曲呈 90°。将哑铃或水瓶举到身体前方，然后向其他方向重复该动作至少 20 次，速度越快效果越好。哑铃操通过施加压力到肌肉上，增加肌肉量并提高基础代谢率，从而达到减肥的目的。

在进行无氧运动减肥计划时，请注意逐渐增加训练强度和组数，以避免过度疲劳和受伤。同时，合理安排饮食和休息也是非常重要的。确保摄入足够的蛋白质和其他营养素，以支持肌肉的生长和修复。此外，充足的休息和睡眠也是促进身体恢复和肌肉生长的重要因素。

每个人的身体状况和能力不同，在进行减肥计划时应该根据自己的实际情况进行调整和适应。如果有任何健康问题或疑虑，建议在开始减肥计划前咨询医生或专业健身教练，听从他们的建议。通过结合无氧运动和有氧运动，以及合理的饮食和休息计划，可以实现理想的减肥效果并提升整体健康水平。

空腹有氧运动，会增强减脂效果吗

选择在早起后空腹锻炼，还是饭后休息会儿就锻炼，很多人都在纠结。空腹运动的利弊也一直有争议。

一、什么是空腹有氧运动

空腹有氧，顾名思义，是指在空腹状态下进行的有氧运动。这里的

"空腹"通常指的是饭后5 ~ 6小时，或者早晨起床后未进食直接进行运动。空腹运动的燃脂理念是，经过一夜的禁食，早晨空腹状态下进行运动能够更有效地燃烧脂肪，从而提高燃脂效率，帮助达到减脂的目的。这也是许多朋友选择空腹运动的主要原因。此外，空腹运动不仅限于有氧运动，实际上，有研究显示，在清晨起床后空腹进行力量训练也可以显著提高燃脂效率。

二、空腹运动对减脂的作用

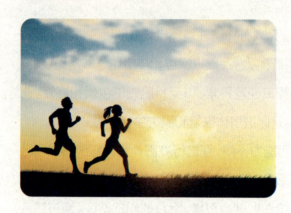

空腹运动（包括空腹有氧运动与空腹力量训练）可以提高燃脂效率，那么，是不是就意味着空腹有氧运动比其他运动更具减脂优势呢？

答案是不一定，其原因如下：

1. 从热量平衡的角度来看

减脂的关键在于控制热量的摄入与消耗之间的平衡。即使空腹运动能够在一定程度上提高燃脂效率，但如果日常热量摄入没有得到有效的控制，那么热量平衡将无法被打破，减脂效果也就无从谈起。因此，控制饮食的重要性不容忽视。只有热量摄入小于消耗时，才能实现减脂的目标。假如你每天早晨起来空腹跑步，但是晚上回家大吃大喝，那减脂效果就会大打折扣。

2. 从热量消耗的角度来看

我们需要理解热量消耗的多样性。热量消耗的增加是影响减脂效果的重要因素。然而，热量消耗的增加并不仅仅依赖于运动。除了运动消耗外，基础代谢、非运动消耗以及食物热效应也是影响总体热量消耗的重要因素。所以，别再想着只要每天去健身房就能瘦下来了，得从整体上考虑热量消耗才行。

3. 单纯从运动消耗的角度来看

我们需要关注运动的三大要素：运动强度、运动时长和运动频率。无论选择何种运动形式，要达到理想的燃脂效果都必须考虑这些要素。相比之下，具体的运动形式对于燃脂效果的影响相对较小，空腹运动也不例外。

对于耐力运动员比如马拉松运动员来说，空腹有氧运动可以训练脂肪氧化的适应能力，但对普通减脂者而言，在空腹情况下进行短时间的锻炼，然后再进食，不会对减肥效果产生太大影响，也不会影响体重和脂肪量的变化，在一段时间内产生热量赤字才是最能增强锻炼效果的。

三、空腹运动（有氧）存在的三个弊端

1. 能量不足

原因：空腹状态下，身体没有足够的能量储备，如糖原。

影响：在高强度或长时间的运动中，容易导致能量供应不足，引发疲劳、头晕等症状。

严重后果：能量不足可能影响运动表现，甚至对身体健康造成伤害。

2. 肌肉分解

原因：长时间空腹运动时，身体为了获取能量，可能会分解肌肉

蛋白。

影响：这不仅影响肌肉质量，还可能导致免疫系统受到抑制。

严重后果：对于健身爱好者或专业运动员，肌肉分解可能意味着数月的训练成果付诸东流。

3. 延迟恢复

原因：空腹运动后，身体需要更多的能量和营养来恢复。

影响：如果此时饮食不足或营养不均衡，可能导致恢复期延长，影响后续的运动表现。

4. 低血糖风险

原因：空腹运动可能导致血糖水平下降。

影响：对于糖尿病患者或有过低血糖历史的人来说，这可能是一个严重的风险。

严重后果：低血糖可能导致昏迷，甚至有生命危险。

睡眠是最好的减肥运动

众所周知，减肥需要健康饮食、避免垃圾食品、进行锻炼和保证充足的饮水。然而，有一个被大多数人忽视的因素能够显著提高你的锻炼和饮食调理效果——那就是睡眠。

无论你是否相信，睡眠在任何减肥、塑造身材和保持健康的方法中都占据着至关重要的地位。获得充足且高质量的睡眠是提高身体健康和健身状态的最佳途径。

一、我们需要睡多长时间

从生理构造和功能上看，我们与石器时代的祖先并无太大差别，我们的身体依然适应于夜晚休息、白天醒来的生活节奏。因此，大多数人每晚需要保证 7 ~ 10 小时的睡眠。

二、睡眠和减肥有什么关系

身体的每一种机能都与睡眠紧密相关，无论是调节血压还是对抗体内对糖的渴望，良好的睡眠都是减肥的关键。因为你的身体会将缺乏睡眠解读为压力过大。然而，人体无法区分压力是源自长时间的工作，还是被狮子、老虎追赶。对于你的身体而言，压力是一种信号，它会通过释放肾上腺素和皮质醇等化学物质进入你的血液来对抗这种压力。

人体会把压力解读为生存的信号，它会利用激素来让你摄入更多的能量去战斗，也就是让你感到饥饿。这些激素还会使你的身体尽可能地储存更多的能量。因此，当你加班工作时，你会感到饥饿，你的食量会增加，你的身体会储存更多的能量。当你在黎明破晓或夜幕降临时工作，你的身体会自动地想要摄入糖分。你的身体会表达："不让我睡觉没问题，让我吃个甜甜圈，我给你提供加班的能量。"

三、睡好，真的很解压

压力激素会导致饥饿感和体重增加。对抗压力的最简单方法就是保证充足的睡眠。当你进入梦乡时，你的身体将有机会进行重启和恢复，激素分泌也将恢复到平衡状态。当身体感受到压力时，它会试图保护你。当你选择吃巧克力和炸鸡翅来保持清醒时，你的身体会误认为你正处于生死搏斗之中。这会导致它加速储存糖分和脂肪，认为大饥荒即将来临，必须储存足够的能量。然而，当你获得充足的睡眠后，你的身体会意识到你是安全的，从而自动减少脂肪的储存量。

四、睡饱的好处不止减肥这一点

在保持健康的所有因素中，睡眠都起着至关重要的作用。它可以帮助你获得最佳的运动成绩，也可以支持你的免疫系统，预防疾病的发生。你在睡眠时，你的身体会在细胞层面进行修复。但是，为什么当你睡得太晚或者起得太早时，你的气色会变得很差呢？这是因为你的身体缺乏休息，缺乏让你面色红润、充满活力的细胞保养流程。

为了证明睡眠对身体的重要性，科学家在过去的 100 年里进行了大量的实验。其中一个实验是将肿瘤植入两组不同的老鼠体内，一组可以在夜晚睡眠时不被打扰和中断，另外一组每两个小时会被叫醒一次。在 3 周的时间里，被打扰睡眠的那组老鼠体内的肿瘤不断增大，导致它们无法正常行走。而获得足够休息的那组老鼠体内的肿瘤却没有变化。

基于此，我们知道连续而充足的睡眠可以帮助人们保持健康，反之则会对身体健康产生负面影响。你的皮肤、头发、指甲，以及你的注意力都可以从更好的睡眠中得到改善。此外，高质量的睡眠也是消耗脂肪的有效工具，所以说，优质的睡眠是减肥的第一利器。